# 精神科看護

THE JAPANESE JOURNAL OF PSYCHIATRIC NURSING

2020.12 CONTENTS

vol.47 通巻 340 号

## カンフォータブル・ケアを根づかせる方法


004
コロナの時代のカンフォータブル・ケア
南 敦司

009
CCをわかりやすくみんなに伝えるためには
函館博栄会函館渡辺病院の場合
荒川寛人　土屋佑太　芥川三月

014
カンフォータブル・ケアの現在地点
棟方千秋

018
ホスピスのこころをすべての患者さんに
工藤昭子

022
CCについて，マネジメントサイドの心得
岡本由紀子　相原友直

026
新しいケアを組織に実装するための方策
小宮浩美


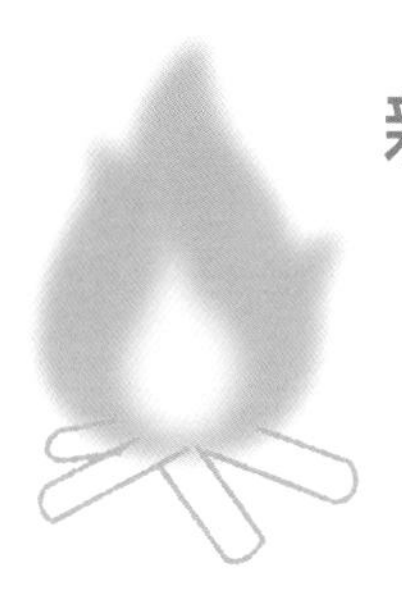

## 特別記事

**オンライン勉強会の体験から②** 050
栗原淳子

## ANGLE

**新型コロナウイルス感染症の集団発生を経験して** 054
佐々木和也　横田香織　高松将士　牧野 淳　加藤久美子　山口悦子　三浦伸義

## 連載

CVPPP（包括的暴力防止プログラム）〜ダイジェストマニュアル〜⑧　030
下里誠二

どん底からのリカバリー⑭　032
増川ねてる

メンタル・ステータス・イグザミネーション⑹⓪　036
武藤教志　深田徳之（コラム）

学の視点から精神保健（メンタルヘルス）で地域をひらく⑨　062
安保寛明

坂田三允の漂いエッセイ(177)　064
坂田三允

喪失と再生に関する私的ノート(84)　066
米倉一磨

精神科認定看護師　実践レポート⑨　068
梅崎真功　平松大樹

写真館(225)◉滝田義広さん　II
大西暢夫

クローズアップ　041
訪問看護ステーション和来ふえふき
（山梨県笛吹市）

2020年「精神科看護」総目次　072
次号予告・編集後記 078

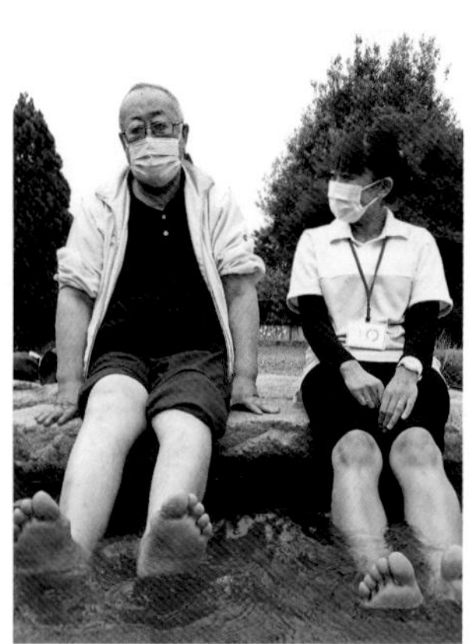

特集

# カンフォータブル・ケアを根づかせる方法

◉ コロナの時代のカンフォータブル・ケア ◉
◉ CCをわかりやすくみんなに伝えるためには ◉
◉ カンフォータブル・ケアの現在地点 ◉
◉ ホスピスのこころをすべての患者さんに ◉
◉ CCについて，マネジメントサイドの心得 ◉
◉ 新しいケアを組織に実装するための方策 ◉

## 特集にあたって

◉編集部◉

小社では2018年に『カンフォータブル・ケアで変わる認知症看護（著：南 敦司）』を発刊いたしました。カンフォータブル・ケア（以下，CC）とは，「快」に着目した認知症ケアの技法です。本来CCは，認知症患者にかかわる「すべてのスタッフ（援助職以外も含む）」が実践できなければ，十分な効果は発揮されないというのが前提です。ようするに「組織全体」がCCを実装することが求められています。

しかし，現実的に「組織全体」での実装を実現することほど難しいものはありません。とられる手段としてはボトムダウン的にCCを浸透させていく方法，トップダウン的に組織全体に降ろしていく方法などさまざま考えられますが，「CCへのハードルを下げ，とにかく試してもらう」ことで，まずは実践者の数を増やしていくことが肝要と考えられます。今回の特集ではCCの輪を広げるための各病院の試みや，新しい取り組みの根づきの構造を紹介しています。

また，『カンフォータブル～』が発刊された2018年と現在の状況は大きく異なります。いうまでもなく新型コロナウイルス感染症の脅威です。カンフォータブル・ケアには『常に笑顔で対応する』という項目が最初にあります。マスク着用でのケアが事実上必須となる状況で，「笑顔」を伝える方法は難しい。コロナの時代のCCの「新しい考え方」についてのCC提唱者である南さんの冒頭記事は必見です。

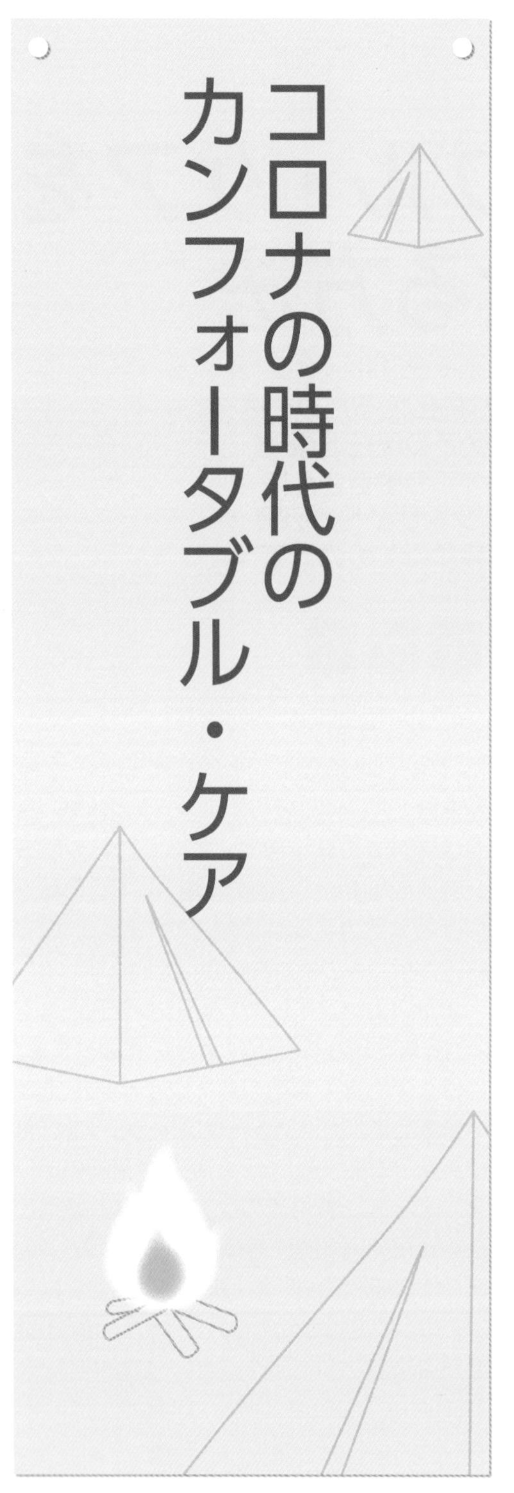

# コロナの時代のカンフォータブル・ケア

執筆者

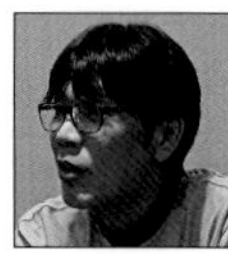

医療法人北仁会旭山病院（北海道札幌市）
看護師長
**南 敦司** みなみ あつし

## コロナ禍でのカンフォータブル・ケア

新型コロナウイルス対策のために私たち医療者の緊張は日増しに高まるばかりです。院内へのウイルス持ち込みを防ぐために，みなさま大変なご苦労をなさっておられることと存じます。また，新型コロナウイルス感染症患者の受け入れを行われている医療機関のみなさまには心より感謝申し上げます。

## カンフォータブル・ケアとマスク

私が提唱するカンフォータブル・ケアでは，基本的ケア技術10項目の第1項目に「常に笑顔で対応する」という項目を設けております。カンフォータブル（快刺激）を届けるために，笑顔という誰もが心地よく感じる表情を提供することです。このもっとも簡単で効果的なケア技術が，新型コロナウイルス対策でマスク着用が必須となってからうまく機能しなくなったのです。私が行う研修では「マスクを常時着用しているとマスクの下で笑っていても，笑顔の快刺激は届かないので，できるだけマスクを外してケアを行うほうが望ましい」とお伝えしてきました。しかし，新型コロナウイルス対策によりマスク着用は医療，介護現場では必要不可欠となり，今後この状況はスタンダード化し，必須となるでしょう。

私が勤務する病棟でも勤務中全員マスク着用となりました。この光景はいままでになかった光景であり，ケアを受けている患者さんにはかなりのストレスがあったのだと考えます。それまで安定していたBPSDが再燃し，刺激に反応しやすくなったり，患者さん同士のトラブルが増えたり，笑顔が届きづらい影響は少なからずありました。かといってマスク着用をやめるわけにもいかず，どうしたものかと悩みました。当初スタッフには，「息をとめてマスクをずらして笑顔を見せて」と冗談のようなことを本気で伝えたこともありましたが，現場でそのようなことができるわけもなく葛藤は続きました。

このような悩みを抱えたとき，私はしばしば逆転の発想を試みることにしています。「笑顔」を顔面の表情筋の変化ととらえると，顔面の大部分を覆うマスクを着用すると表情筋の変化が見えなくなり，「笑顔」という表情は届かなくなります。しかし，「笑顔」を表情筋の変化という単純な刺激の提供ではなく，表情，声のトーンや仕草，態度といったものを複合的な刺激の提供ととらえなおしました。つまりケア場面で私たちが「笑顔」を提供する際，同時に発するすべての所作，仕草を「笑顔」に結びつくようなものに変化させることで「笑顔」が届くのではないかと考えました。私たちがケア場面で行っていることのなかで「笑顔」だけを提供していることはまれであり，会話や介助動作のなかに「笑顔」が含まれているのです。表情が届かないのであれば，それ以外のすべての動きや発声を「私はいま満面の笑顔ですよ」と伝わるものにグレードアップすること。これが逆転の発想から導き出した答えでした。

早速スタッフにこのことを伝え，実践しました。「いつもより，まあるい声と言葉遣い，楽しいやうれしいといったポジティブなワードを意図的に使う，まあるい動きをより意識して」とお願いしました。もともとカンフォータブル・ケアに習熟しているスタッフですので，現場での実践はすぐ行えました。すると全体的にざわついていた患者さんが落ちつきを取り戻し始めたのです。

私はいまでも認知症の方に不安を与えるので，マスク着用はしないほうがいいという考えを捨てていませんが，時代がそれを許してくれません。であるならば，マスク着用を前提としたカンフォータブル・ケアへとブラッシュアップしなければならないのです。今回執筆した内容はまだ手探りの状態で，いうなれば五里霧中，暗中模索の状態なのです。これから行う研修ではこれまでにない「常に笑顔で対応する」の話をさせていただくことになると思います。読者のみなさまでカンフォータブル・ケアの研修を受けた方，文献で学習をされた方はこの問題に一緒に取り組んでいただければ幸いです。

## コロナ禍で<br>カンフォータブル・ケアを活かす

これまでの価値観が通用しない，そんな事象がこれからも押し寄せてくることに不安と恐怖を感じるような新型コロナウイルスとの目に見えない戦いは，私たちの日常を大きく変化させ，それが認知症ケアの場面にも影響を与えました。上記のマスクの事例もその1つです。高齢者，認知症者という新型コロナウイルス感染症の最弱者をケアする最前線を守っていくためには，日々柔軟な発想と実践が求められるのです。この原稿を執筆している10月30日現在，北海道の感染者はこれまでの最高を記録しました。第三波，第四波が続くことも予測されます。

とはいえ，コロナ禍における病院の診療，看護体制はまさしく厳戒態勢といっても過言ではないなかで，働くわれわれも相当なストレスにさらされています。もちろん新型コロナウイルス感染は防御しなければなりませんが，それと同時にケアするスタッフのメンタルヘルスも重要課題の1つではないでしょうか。

ストレスがたまると気持ちに余裕がなくなり，ささいなことが腹立たしく感じ，我慢できていたことが，我慢できなくなることもあります。また，家族の面会も途絶え，外部からの評価が希薄になり，扉の向こうでどんなケアが展開されているか外部から見えにくくなります。つまりコロナ禍の現在，高齢者虐待が発生しやすい条件が整ってきているといえます。

「虐待」事案に対し世間の関心は高まる一方です。その対象は児童，配偶者，障がい者，高齢者，動物，民族，人種など多岐にわたります。今回は，高齢者虐待のなかでも虐待の加害者を病院や施設で従事するサービス提供者に限定します。本稿では昨今発生した精神科病院での虐待事案をもとに，われわれ現場の看護者が，虐待に対してどのような態度を示し，虐待を防いでいけばよいのかを考えてみたいと思います。

## 虐待のもとになるもの

某精神科病院で複数の看護者が入院患者さんを日常的に虐待しているというニュースがありました。このような病院や施設での虐待を扱うニュースを見るたびに，世間はざわつきます。それは同業者である私たち看護者も同様で，今回のニュースを受け，SNSでもその病院の体質や職員に対する誹謗中傷の投稿が見られました。なかには，写真つきで個人情報や病院の内部情報をさらしている人もおりました。私はこれらの投稿が同じ看護者から発信されていることに，発信者にも事件当事者に対する感情と同様の悲しみや情けなさをもちました。

私たち看護者は本来患者サービスの質向上を常にめざすため，倫理的感受性を高める努力を怠ってはいけないのですが，実際の現場での行動はいかがでしょうか。今回の虐待のニュースを見て「自分とは関係ない，事件を起こした人は特殊な人，特殊な病院」と，どこか他人事になっていませんか。私は高齢者ケアの最前線を指揮するものとして，虐待のニュースに触れるたびに自分事のように身の引き締まる思いを抱きます。

私たち看護者もヒトである以上，感情をもち，その感情に振り回された行動をとりたくなるときがあります。たとえば，患者さんに対して敬語を使えない，忙しいからと患者さんの訴えを無視する，横柄な態度をとるなどの行為です。これらは行ってはならない行為であることは，誰が見ても明らかでしょう。しかし，これらの行為が人員不足や業務多忙を言い訳に現場で横行していることも事実なのです。敬語を使えない看護者は，やがて患者さんを下の名前やちゃんづけ，あだ名で呼ぶようになるでしょう。訴えを無視する看護者は，やがて「トイレは3時，いまはオムツにしなさい」と言うようになるでしょう。横柄な態度をとる看護師はやがて自分の感情が抑えきれなくなり，言葉の暴力や身体への暴力を行うようになるでしょう。虐待には必ずと言っていいほどその伏線になる看護者の日常的な行為が存在するのです。それは誰のこころにもあり，私は「虐待の種」と呼んでいます。この種の特徴は疲れや気のゆるみという，ヒトのもつ弱いこころを養分として，発芽のチャンスをうかがっていることです。特に気のゆるみは大好物で，「わかっているけどついタメ口をきいてしまった」「つい，あだ名やちゃんづけで呼んでしまった」「つい，きつい言葉を発してしまった」「ほかの人もやってるから」とちょっとしたきっかけで始まり，定着していくのです。それが組織全体のゆるみにつながり，やがて修正不能な組織風土になっていきます。

「虐待のもとになるもの」，それは日々の業務のなかにすでに存在しているのかもしれないと考えたとき，虐待のニュースを他人事ととらえられなくなりませんか。

## 高齢者，認知症者虐待について

私は高齢者，認知症者のケアを行う病院，施設は虐待の温床になりやすいと警鐘を鳴らしています。特に認知症ケアの場合，対象者は認知症を患っておられる方であり，虐待を受けたとしても自分から被害を申し出る人はおりません。自分がどんな非道な扱いを受けたか，みずからの言葉で申し立てできないのです。仮に申し立てできたとしても，「認知症の人の言うことだから」「被害妄想で言ってる」など加害者側の理屈がとおりやすいのです。この構図が定着し，日常化している組織では，虐待までのカウントダウンが進んでいることは間違いないでしょう。

まれに入院患者さんのご家族が自分の行った虐待を吐露し，実際に保護する事案もあります。その際はご家族の心情を十分理解し，ご家族のケアを行います。しかし病院や施設で働く看護者は専門職でありプロフェッショナルなのですから，自分の行動，発言には細心の注意を払い，プロフェッショナルの立ち居振る舞いが求められます。それができないのであればケアの現場に立つべきではないのです。また，その現場を指揮する管理者は虐待につながる行為を許してはならないのです。「いま注意して辞められたら困る」「忙しいから少しぐらいいいか」などと管理者が目をつむってしまうと，それが種を発芽させていくことになるのです。もちろん，種を発芽させないための教育と指導を常に現場で行うことは当然です。部下に自分の姿勢を示し続けることが管理者に求められる虐待防止行動なのではないでしょうか。

## カンフォータブル・ケアと虐待防止

私がカンフォータブル・ケアを提唱する理由の1つに虐待防止があります。私自身現場の一スタッフであったとき，虐待の種が発芽しそうになったことや，虐待につながるだろう行為を目にすることがありました。これらの行為を行う看護者はすべて悪人なのかといえば，実はそうではないのです。家に帰ればやさしいお父さんやお母さんで，社会人としてなんの問題もない人たちです。ケアの現場で，あまりにあたりまえに行われている行為の異常性を感じられなくなったのだと思います。

自分が現場を指揮するようになり，自分の現場では虐待を起こしたくない，患者さんも働くスタッフもお互い幸せでありたいと願うようになりました。そうしてつくりあげたものがカンフォータブル・ケアなのです。カンフォータブル・ケアを組織全体で行うことで，無理なく患者さん中心のケアに変換でき，虐待の種に養分を与えずに済むのです。

虐待は患者さん中心のケアから外れたところから発生してきます。逆に常に患者さん中心のケアをみなで意識すれば虐待からは離れていくことができます。

虐待を全国規模でなくしていく活動は難しく，行政や法整備など，現場とかけ離れた活動になるかもしれません。もっと簡単に考えられないものかと考えていました。最近このようなことを考えています。まずは看護者1人1人が個人として虐待をしないと宣言すること。次に管理者が自分の指揮する組織では虐待をしませんという宣言を行ってはどうでしょうか。とても小さな活動ですが，これなら可能ですよね。このような看護者や組織が増えることによって虐待の社会的抑止力になるのではないでしょうか。

## 精神科看護師として思うところ

今回の精神科病院虐待事件は精神科看護を冒涜するものとして，同じ看護者として，事件当事者には憤懣やるかたない思いを感じております。同時にこれまで歴史のなかでくり返されてきたさまざまな精神科病院における非倫理的事件がいまも続いており，それが白日のもとにさらされたことで，世間が精神科病院に抱く偏見がまた増長されるのではないかと危惧しております。これまでの自分の活動がまだまだ足りなかったという反省と，カンフォータブル・ケアの普及を急がなければという思いに駆られました。

また，個人の力として微力ではありますが，医療，介護現場で認知症の方への虐待がなくなるような啓蒙活動を続けていきたいと思います。

# CCをわかりやすくみんなに伝えるためには

## 函館博栄会函館渡辺病院の場合


執筆者

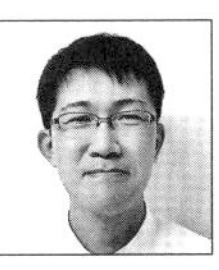

社会医療法人函館博栄会函館渡辺病院
(北海道函館市)
看護主任
**荒川寛人** あらかわ ひろと

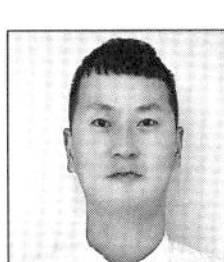

同 副看護師長
**土屋佑太** つちや ゆうた

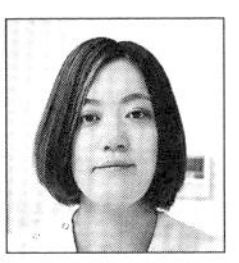

同 看護師長
**芥川三月** あくたがわ みづき


### カンフォータブル・ケア導入の経緯

函館博栄会函館渡辺病院（以下，当院）では看護のレベルアップを効率的にはかることを目的として，アドバンスナース制度を導入している。アドバンスナース制度とは研修意欲に優れ，かつ有能な看護師を指名・選出し，計画的な研修派遣を通じてその育成をはかるものであり，指名された看護師はその役割を通じてみずからの看護技術向上をはかるとともに，看護部そして病院全体の資質向上に貢献することが求められる。2012（平成24）年に制度が開始し，私たちは2018（平成30）年4月に第4期生として選出され，「認知症ケアの質向上」を目的として2年間の研究活動を行った。精神科急性期病棟師長の指導のもと，内科病棟副師長・認知症病棟主任の2名が，それぞれの部署で抱えていた認知症を取り巻く問題，たとえば看護師のケアの未熟さや，漫然と行われてしまう行動制限を問題ととらえ，今後増え続ける認知症患者に対して現場を変えていきたいという思いから始まった。まずは認知症患者を取り巻くさまざまな問題やデータを分析し，その結果から有効なケア方法を確立したいと考え，活動を行ってきた。

はじめに内科病棟，認知症病棟における行動制限の現状を丹念に分析した。当院では全国老人保健施設協会が開発したICFに準拠したA3アセスメントスコアシート（以下，A3スコア）を用いてADLの評価を行っている。入院時，退院時のA3スコアを行動制限，非行動制限の2群に分類し，14項目それぞれの点数の増減を数値化し，Mann-whitney U検定にかけたところ，非行動制限群に比べ，行動制限群はA3スコアが顕著に低下し，ADLを低下させていることがわかった。また，当院の身体抑制率は全国平均14.4%であるのに対し19.5%，認知症病棟では32.3%と非常に高い数値となっていることがわかった。認知症病名があり，全身状態の悪化によって酸素投与や補液といった全身管理を行うものの，治療に理解を得られずチューブ類を自己抜去してしまうため行動制限を余儀なくされてしまうケースも少なくない。

一方で，入院直後の患者は見慣れない環境にリロケーションダメージを負い，入院までの内服調整も十分でないためBPSDが顕著であることも多く，やむなく行動制限が行われてしまう。行動制限理由のデータ分析から，生命維持の観点から外せない行動制限もあるが，BPSDに起因した行動制限はさらに最小化をはかれるのではないかという方向で研究は進んでいった。しかし，BPSDを低減することと行動制限最小化の因果関係は見えてきたものの，自分たちだけが実践して解決できる問題ではないことも明確になった。連続したケアのなかで，かかわるすべての人たちが同じようにケアができ，全員が一丸となってBPSDを低減するために取り組んでいかなければ，本当の意味での認知症ケアの質の向上ははかれない。そこで，部署のスタッフが全員理解し，実践でき，取り入れやすい認知症ケアとして何があるか，さまざまな認知症ケア技法について資料や論文を集めて学習を深めた。

## 導入の動機・導入のためにしたこと

そのなかで，2019（平成31）年2月に院内の精神科認定看護師が開催した研修会に参加した。それが私たちのカンフォータブル・ケア（以下，CC）との出会いであった。私たちが認知症患者とかかわる際に漠然と大切であると思っていたことが，CCは10項目に明文化されており，エビデンスが明確でわかりやすく，次々と腑に落ちていく感覚があった。実際に研修会で学んだ知識をもとに実践したところ，患者の反応が明らかに違うことに気づいた。それまでは入浴を拒否して怒り出す患者がいるときは対応することを諦め，安易に入浴を中止してしまうことがあった。しかし，同様の場面でCCを取り入れ，少し離れた所から「笑顔で呼びかけ」「目線を合わせ」「敬語で」「やさしく触れる」を実践しながら入浴を勧めたところ，いままでは拒否をすることの多かった患者がすんなりと入浴をしてくれた。患者に対するCCの効果を感じるとともに，「ケアがうまくいった」うれしさも感じ，もっとCCについて学びたい，アドバンスナース活動に活かせると思うようになった。

学習を深めている矢先に札幌で行われた日本精神科看護協会主催の認知症研修会の案内が届き，CCの提唱者である南敦司看護師長から直接学べる機会であるため，参加を希望した。

研修で学んだCCの技法を現場に戻って実践をくり返し，その有効性を実感しました。そこであらためてこのケアは自分1人だけが実践したところで，一時の快刺激は与えられてもBPSDは簡単に再燃し，本質的な改善はできずにBPSDを起因とする行動制限の減少にはいたらないと判断した。CCの強みは先ほども述べたが，エビデンスが明確で，すぐに現場で活用できる実践性もあるところだと思い，CC導入のための現場教育に重点をおくこととした。

## 「CCをわかりやすく，みんなに伝える」取り組み

教育を行っていくうえで，どのように伝えたら効果的でかつ実践につながるかを考え，検討していった。まずはBPSDの顕著な事例をみずから実践し，その姿をほかのスタッフへ見せることにした。たとえば，オムツ交換や入浴を拒否している場面に意図的に介入し，成功体験を擬似的に見せ，実践したCCの技法をその場で説明し，有効性を伝えた。この教育方法は効果的ではあったが，すべてのスタッフに伝えていくには時間がかかることが予想されたため，集合研修もあわせて行った。朝礼の際に，「毎朝1分勉強会」を開催した。忙しい業務のなかで終業後に時間を設けて勉強会を行っても，やらされる感が強まり，いくら有効なケア方法であっても教育としての効果は薄くなる。始業時に短時間で行えば負担も少なく，毎日くり返すことで受容しやすくなり，かつその日のケアに活かされるのではないかと考え，実践した。日替わりでCCの技法を3，4項目ピックアップし，教育を行っていった。すべてのスタッフがすべての項目を習得するまで，教育を継続した。

勉強会を行っていくうえで，紙の資料を用いて渡しても，実践の際に即座に思い出し，行動できなければ意味がないと考え，CCのポイントについて簡潔に可視化されたツールを用いて教育することを考えた。「すぐに見て振り返ることができる」「携帯しやすい」「情報が簡潔でまとまっている」点を重視し，白衣のポケットに入るサイズでCCの10項目について描かれたポケットメモ（図1）を作成することにした。

CCを1項目ずつ，肝要となる部分を手書きでイラスト化し，カラーコピー後，ラミネートをかけてリングで束ねた。手書きのイラスト部分は南氏の著書『カンフォータブル・ケアで変わる認知症看護』内のイメージを参考とさせていただき，札幌の研修会でお会いしたときに許可をいただいた。

さらに，病棟内にはラミネート加工を施した「カンフォータブル・ケア10の約束」というポスターを作成し，洗面所や職員トイレの壁など目にとまりやすく，一息つける場所に意図的に掲示し，「いつでもCCが意識できる環境・振り返ることができる環境」をつくった（図2）。

毎朝1分勉強会の後には「本日は＃3を意識しましょう」と呼びかけるようにし，その日のスタッフの患者とのかかわり方を注意深く見ていった。はじめはケアに活用している場面はみられず，全体へ周知することの難しさを感じた。

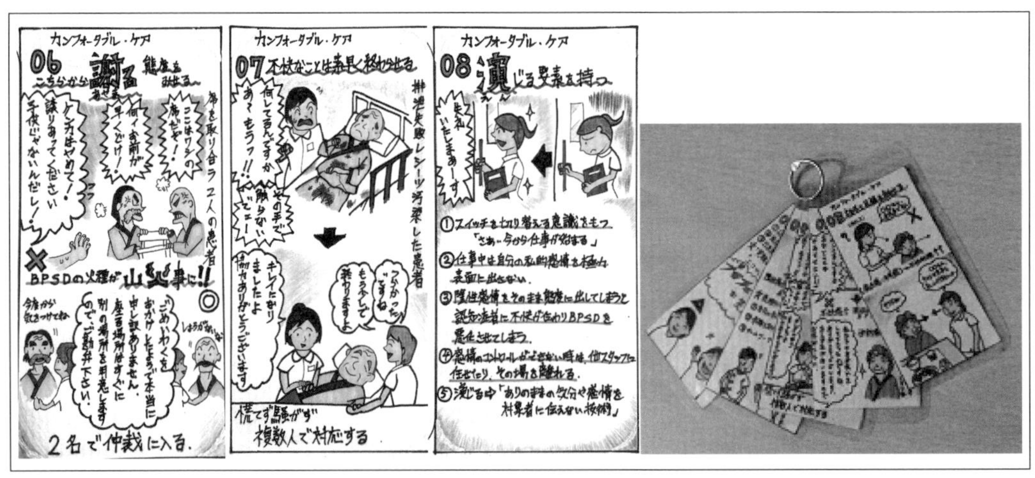


図1　CCの10項目についてのポケットメモ

カンフォータブルケア

10の約束

#1. 常に笑顔

#2. 常に敬語

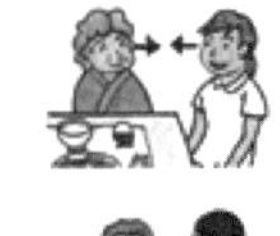

#3. 目線を合わせる

#4. 優しく触れる

#5. 褒める

#6. 謝る態度をみせる

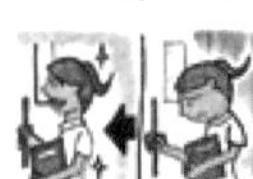

#7. 不快な事は素早く終わらせる

#8. 演じる要素を持つ

#9. 気持ちに余裕を持つ

#10. 相手に関心を向ける

図2　病棟内に掲示したポスター（書籍[1]の表現と若干異なっております）

CCの実践を見せ，丹念に説明をくり返したところ，比較的経験年数の少ないスタッフがCCに興味をもち，会話のなかでもCCの名称が聞かれるようになり，質問を受けることも増えてきました。印象深かったのは，ある日の昼食後の薬の配薬時に，卒後3年目のスタッフから，「いつもは開口せず拒薬する患者さんにCCを1つ1つ意識しながら行ったら薬を飲んでくれました。患者さんの反応が全然違いました」と笑顔で教えに来てくれた。

このことを契機とし，卒後2年目，3年目の看護師に対し，精神科認定看護師の協力のもと，CCをテーマに集合研修を行った。当院では卒後2年目，3年目の看護師は業務から看護への変換期としてとても重要な時期としてとらえており，新たなケアや知識に対して柔軟性や吸収性も高いと考え，集合教育を企画した。参加した看護師が所属している精神科，身体科すべての部署に認知症患者は入院しており，その対応の困難さは，事前課題とし記載してもらった事例からも明らかだった。研修開始時にポケットメモを配り，CCを1項目ずつ説明し，講義を進めていった。その後，実際にシミュレーションを行いながら，入浴を拒否している患者への悪い対応例と，CCを活用した例を見せながら実演したCCの技法について具体的な解説を行った。研修後のアンケートからも，ポケットメモは教育ツールとして有効であり，研修終了後もポケットメモを携帯しながら業務を行っており，実際の患者との場面でもCCを活用している様子が増えた。また，その後は認知症に限らず，精神疾患患者へのCCの有効性を看護研究に活用するなど，院内全体への広がりを見せた。

## 継続していくための展開・戦略

2年間のアドバンスナースの活動を通じて，北海道道南圏におけるCCはいまだ黎明期だと感じている。CCを学んでいくなかで，すべてのスタッフが同じように実践していくうえでは，トップダウン的に現場に下ろしていくことがなにより効果的であるのは言うまでもない。しかし，私たちは2年にわたり活動した結果，院内に十分に広がり，根づいたかというとそうではないのが現実である。

そのなかでできることは，まず自分自身がモデルとして実践者となり，その姿をみせる。そして，BPSDに対する成功体験を積み重ねて，CCの効果を実践知として学んでいくことが重要であると感じている。CCを実践すべきであるというトップダウン的な思考と併用し，実践者として教育をくり返し，現場のボトムアップをはかり，多くのスタッフが成功体験からその効果を感じとり，日常のなかであたりまえに使われていくための普及活動を継続し，実践していきたい。そして今後もCCを実践しやすい環境を保ちながら，中途採用者や勤務交代者に対しても，ポケットメモのイラストをもとにし，ケアの詳細をまとめた冊子や，初回の教育がしやすくなるようなツールを作成し，認知症病棟で働く看護師だけでなくすべてのスタッフが理解できるようにしていきたい。

経験値が大きく関係する精神科における患者対応も，CCのようにいまや科学的根拠にもとづいた対応が確立されてきている。これらは精神科経験の少ない看護師の対応技術の向上のみならず，経験豊富な看護師にも，みずからの患者対応について振り返る機会となり得る。看護師のなかでこうした根拠ある対応が広がることで，看護の質が全体的に向上していくことをめざしていきたい。

〈引用・参考文献〉

1）南敦司：カンフォータブル・ケアで変わる認知症看護．精神看護出版，2018

# カンフォータブル・ケアの現在地点

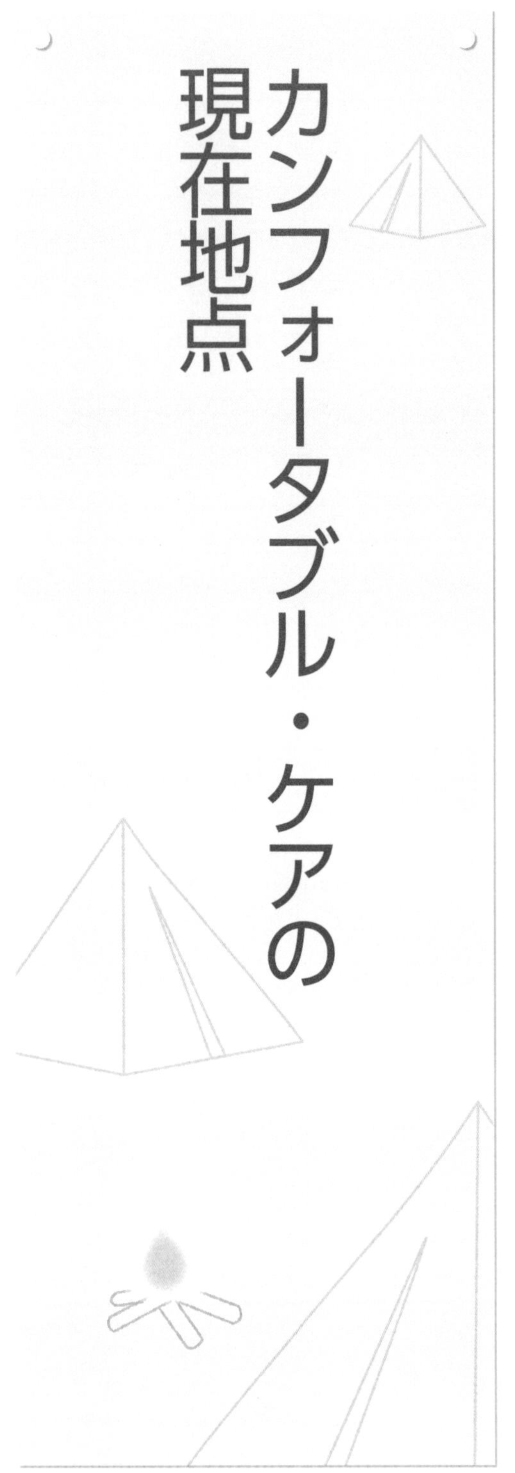


執筆者

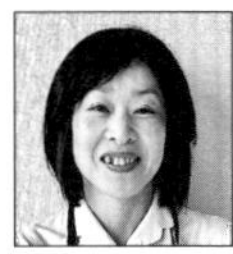

医療法人徳洲会札幌南徳洲会病院
(北海道札幌市)
地域看護室看護師長
**棟方千秋** むなかた ちあき


## はじめに

医療法人徳洲会札幌南徳洲会病院（以下，当院）は札幌市にある88床（障がい者病棟70床とホスピス緩和ケア病棟18床）の小さな病院である。内科と緩和ケアを中心に2014（平成26）年から認知症外来（名称：ふくじゅそう外来）を開設している。

## きっかけは雑誌の1ページ

私がカンフォータブル・ケア（以下，CC）に出会ったのは，2017（平成29）年2月である。当時認知症ケア加算が算定できるようになり，当院も2016（平成28）年11月から算定を始め，院内に認知症ケア委員会を設けたところだった。看護部から委員会に参加していた私は，新年度に向け認知症看護の取り組みを始めたいと模索していた。

そんな折に『ベストナース（北海道医療新聞社）』にCCが掲載された記事を目にした。基本技術の10項目を読み，「なんて取り組みやすそうな内容なのだろう，いますぐにも実践できる」と，思ったことを覚えている。雑誌を委員会のメンバーに見てもらい，新年度に開催する研修としてみなに賛成してもらった。そしてCC研修の受講希望を工藤昭子看護部長に提出し，2017年9月に南先生をお招きして，全職員対象にCC研修を開催した。研修は臨場感にあふれる南先生の話術でCCの必要性を理解し，私たちの心が大きく動いた。認知症に限らず，すべての患者に実践したいケアであり，当院に必要な技術であることを工藤部長と分かち合い，看護部に導入することが決まった。

同年11月，師長会のメンバーで南先生が勤務する医療法人北仁会旭山病院を見学させてもらった。実践する現場と自施設に導入するための秘策を学び，「CCは全職員で行う」ことの大切さを実感した。看護部全員の理解を統一するため，2018（平成30）年5月と6月の2度に分けて看護部必須研修として開催を計画した。

## すぐに実践，効果を実感

当時病棟師長をしていた私は，CCを取り入れるため，2018（平成30）年4月の病棟目標に「敬語100%」と立案し，目標達成とCCを題材とした看護研究に取り組むためのプロジェクトチームをつくった。前年にCC研修を受けたスタッフは数名だったこともあり，大半のスタッフは目標の意味が理解できず，「師長は変なことをたくらんでいる」と戸惑わせてしまった。また，急な新しい取り組みに反感をもったスタッフもいた。当然のことである。

みずから目標を立てプロジェクトチームをつくったものの，「みんなはCCをどう思うだろう？」と少し不安だった。それは研修を受けていないスタッフも同じだったと思う。そして2回にわたる必須研修が行われた。

研修の反応は上々で，研修後アンケートでは「認知症患者の対応だけではなく，快刺激から始める行動は日々の生活に活用できる」「プロ意識をもつ大切さをあらためて感じた」「言葉遣いなどすぐできることをしたい」「みんなの意識が変わらないといけない」など，肯定的な意見を多くもらうことができた。また，研修直後，急に怒り出した患者に対し，「CCを思い出してしっかり謝ると短時間で患者が落ちついた」など，すぐに試してみるスタッフがたくさんいた。CCでよい結果が得られることを実感するスタッフが増えるなか，表立ってCC実践に反対するスタッフはいなかった。

## チームに根づかせる

プロジェクトチームのリーダーには，実践力と引率力が抜群なスタッフの1人を抜擢した。リーダーは親しみと愛情をもって患者と接する看護師だが，敬語に苦手意識があり，役割遂行に戸惑い，躊躇していた。私のなかではCCに取り組む姿勢を病棟に根づかせることがいちばんの目標であったため，リーダーが実践計画を立案するのを待った。しかし，敬語を使用する自信のなさが先立ち，持ち前の奇抜な発案力が影をひそめてしまった。無理難題を押しつけすぎたかと思い始めた矢先，リーダーが目を輝かせて計画案を持ってきたのは2018年8月のことである。それは，「決められた場面で決められた敬語を使用する」というものだった。敬語を使用する場面をいくつか設定する方法で，敬語が苦手な人もできるはじめの一歩として，とても

カンフォータブル・ケア　キャンペーン
11～12月は　謝る態度を見せる
急に怒り始めたぞ
あらら～
おじいちゃん
どうしたの？
原因は自分になかったとしても、真摯に謝罪しましょう。早い段階で怒りを収めるために心をこめて意図的に謝罪する事が大事です。
しっかり謝るニャ～

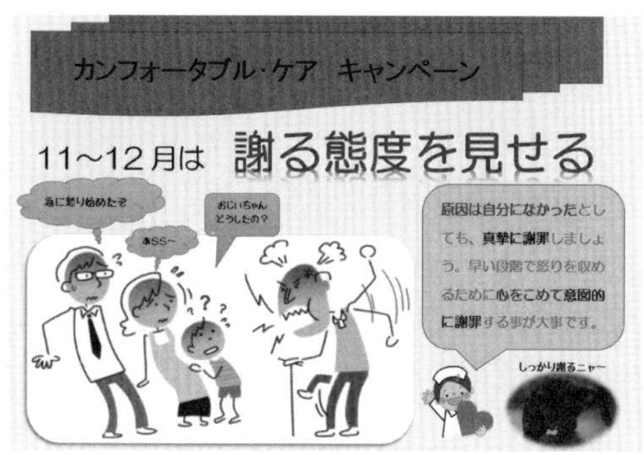

図1　「強化月間」のポスター

よい案だった。計画実践をリーダーに託し，私は9月から長期研修に出た。10月末に研修から戻り11月に異動した私は，目標達成を最後まで見届けることはできなかった。

## 継続するために

旭山病院へ見学にうかがったとき，病棟で行う「朝礼」と「終礼」を見学した。看護師同士で向かい合い，笑顔をつくる練習などで仕事とプライベートを切り替えるきっかけになる。私たちも早速導入し，朝礼は認知症患者の対応を共有，終礼はCC対応でよかったエピソードなどを話している。

また2019（令和元）年度は「CCキャンペーン」を1年かけて行った。CC10項目を2か月ずつ1か月おきに強化月間を設け，項目ごとにポスターを作製し，院内に掲示した（図1）。ポスターは人目を引き，ちょっと笑えて，心に残ることを心がけて作成し，CC継続を呼びかけた。

新入職者にはオリエンテーションで必ずCC研修を受けてもらっている。同じ目線でケアにあたれるよう，いまも努力を続けている。

## 委員会のなかにも取り入れて

CC導入は認知症ケア委員会も活気づけた。看護師が多かったメンバーに薬剤師・ケアマネジャー・介護福祉士が加わり，徐々にCCを看護部以外にも浸透させていった。2019年度は全職員を対象に自分たちでCC研修を開催し，近隣施設の職員も招いた。このときには委員会内で認知症患者のせん妄やBPSDで対応に困っている事例を話し合う時間を設けていた。しかし，次第に対応に苦慮することがなくなったため，CC対応でよかった事例を共有する時間に変わっていった。

認知症外来を担う医師も委員会に参加していて，「CCにより入院中の認知症患者が穏やかになった」と評価してもらえるようになった。

## CC効果―声と数字

CCが浸透したことで患者や家族から「ここの看護師さんはやさしい」「（認知症の患者が）入院していると穏やかに過ごせるからずっと入院していたい」などと評価してもらえるようになった。近隣施設から，ある入居者が入院したときには「入院中に鎮静系の眠前薬を飲んでいなかったのは，内服しなくても穏やかだからなのですね」という声も聞かれた。実際の声のほかに，不穏時に使用する薬剤の使用量や身体拘束に対する考えにも変化が表れた。以前はせん妄やBPSDが出現したときは薬剤対応が一般的だったが，CCで自分たちのケアに自信をもてたため，患者が穏やかになるケアをチームで統一す

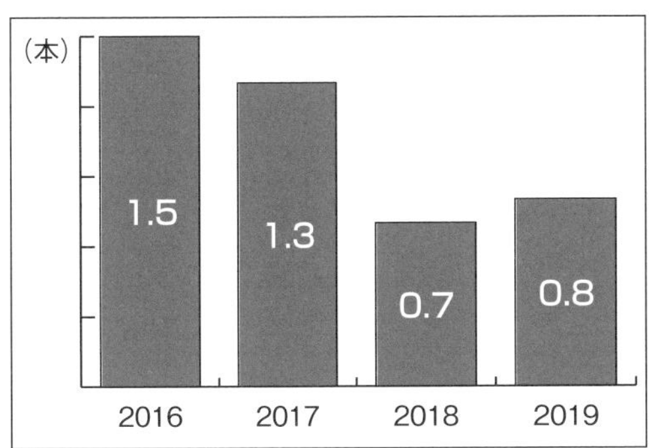


**図2　CC実践前後の比較：リスペリドン1mg／ml月平均使用量**

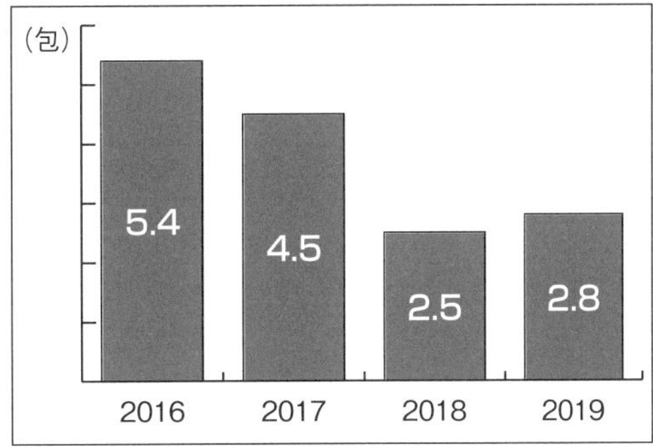


**図3　CC実践前後の比較：ハロペリドール注射5mg月平均使用量**

るようになった。また，以前は前院で身体拘束されていた患者は当院転院後も身体拘束を継続するのがスタンダードだった。しかし，CCを学び身体拘束をしないために観察方法やケア内容をチームで話し合うようになった。

図2と図3は不穏時にもっとも使用する薬剤の年度別月平均使用本数を示している。どちらもCCを看護部で学んだ2018年度から明らかに使用量が減量した。図4は当院の身体拘束である3つの方法を月平均人数で表している。2018年度のミトン使用者は激減したが，2019年度は残念ながらどの方法も増加しているのが現状である。障がい者病棟は，約半数が認知症患者生活自立度Ⅲ以上の患者である。医療行為が多いなか，すべてのせん妄とBPSDをCCで抑えることはできない。しかし，できる限り患者に快刺激を与えるため身体抑制はしても24時間継続しない努力を続けている。

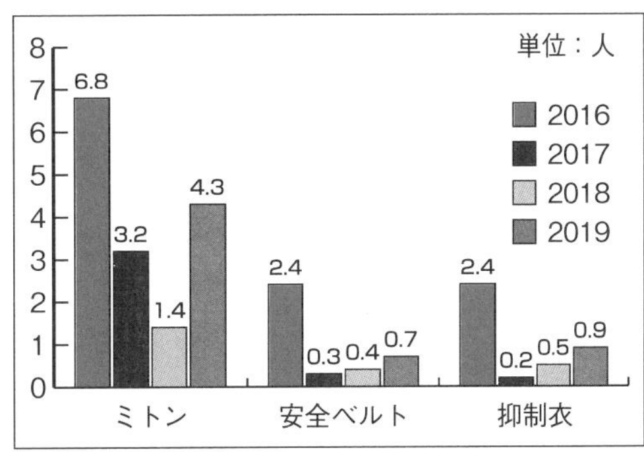


**図4　CC実践前後の比較：身体拘束　種類別月平均患者数**

## 心に残ったエピソード

先日，認知症ケア委員会メンバーの1人が夜勤でのひとコマを話してくれた。ある認知症患者が日中不穏気味で「不穏になりそうだから不穏時指示薬を使ったほうがいい」と，日勤看護師から申し送りを受けたそうだ。しかし委員会メンバーは，対応だけで不穏にさせない自信があり，結果，薬剤を使用せず穏やかに一晩を過ごせたという話だった。不穏にさせない自信は継続してきたケアの積み重ねである。CCを継続し，根づかせられるようこれからも努力していきたい。

# ホスピスのこころをすべての患者さんに

執筆者

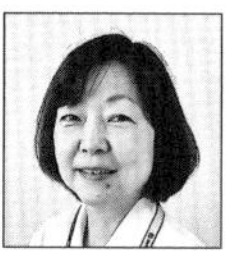

医療法人徳洲会札幌南徳洲会病院
(北海道札幌市)
看護部長
**工藤昭子** くどう あきこ

「部長，この記事読みましたか？」と棟方師長が持ってきたのは，毎月購読している北海道医療新聞社の発行している『ベストナース』だった。そこには南敦司さんの「認知症対応カンフォータブル・ケア」についての記事が掲載されていた。カンフォータブル・ケア（以下，CC）とは，看護者が10の基本的な態度・行動をとることで，認知症患者の周辺症状が落ちつくというケアメソッドである。10項目の内容は「いつも笑顔」「いつも敬語」など，ごくあたりまえのものに思えるのだが，頭でわかるということと，できるというのは別物である。実際自分たちがそれらを本当にできているかと問われれば，すべてに「はい」とは言えない項目だった。

## 緩和ケア病棟と障がい者病棟の壁

札幌南徳洲会病院は緩和ケアと内科を中心とした小さな病院で，ベッド数は88床である。18床の緩和ケア，70床を2つに分けた障がい者病棟と透析室がある。2003（平成15）年に前野宏現総長が院長時代にホスピス緩和ケア病棟（18床）をつくり，すべての医療にホスピスのこころを広めたいという思いから「ホスピスのこころを大切に」という理念を掲げ，現在もその精神を貫いている。

緩和ケアでは市中に知られているこの病院に，私は2016（平成28）年に着任した。そしてすぐに障がい者病棟と緩和ケア病棟の間に見えない壁があるのを感じた。簡単に言うと，障がい者病棟の職員のなかには緩和ケアばかり注目されて面白くないと感じている者がいるのがわかったのだ。また，「ホスピスと配置人数が違うから，同じことはできない」とはっきり言う者もいた。病棟機能の違いがあっても，「ホスピスのこころ」は実践できるのだが，それを具体化して職員に伝えるにはどうしたらいいだろうか，と考えていた。自分たちのケアに自信と誇りをもって，ともに「ホスピスのこころ」をもった医療チームとして肩を並べられたら，と。

障がい者病棟に入院している患者の平均年齢は86歳で，そのなかには認知症患者も多く含まれていた。当時は少数だが四肢の抑制もあり，不穏を抑える向精神薬も多数使われていた。そのような状況で出会ったCCは，用語もやさしく，全看護職員が理解できる内容だと思われた。

## 南さんの講義に胸を熱くする

棟方師長から「この方をお呼びして研修会はできないでしょうか」と提案を受け，私はすぐに依頼の電話をかけた。南さんにも，その上司の看護部長にも即決でOKしていただいた。2017（平成29）年9月28日，日勤終了後に講演会を開催した。解剖生理からご自身の体験，10項目の成り立ち，チームの成果まで息をもつかせぬほどの2時間だった。特に10項目の説明は「認知症あるある」の状況を，南さんが1人芝居で演じるので参加者の反応は大きかった。エンターテイメント・ショーのように面白く，かつ，みずからのケアを振り返るような本質的な内容で「僕はこれを広めて日本の認知症ケアをよくしたい」という南さんの言葉に胸が高鳴った。

## まず師長たちの変化・やがて病棟全体の変化へ

「これはすべての人に聞いてもらいたい」，南さんの講演を聞いて師長たちはそう思い，そして翌年2回，同じ内容の研修をしてもらい，院内各部署とすべての看護職員が出られるようにした。さらに「南さんの病棟をぜひ見学したい」というので，これも実現した。

そこではチームで同じ方向を向いてCCを実践していくために，朝礼と終礼を活用することが大事だと教わった。朝礼では「今日はこんなふうに患者さんと接しましょう」と，言葉や態度を共有してから仕事を開始し，終礼ではその日あった「いいこと」を発表する。たとえば，「○○さんは今日演歌を聞いて，にこっと笑った」というような，ささいなことをみんなで共有する。発表者は特定せず，みんながそれぞれ今日1日のケアのなかで発見したことを発表するので，ケアしながら「いいこと」を探そうとする。また，看護師が原因ではないのに怒っている患者には「謝る態度を示す」で女優になって謝り続け，気分を直してくれることに集中したら「まあ，あんたのせいじゃないから，もういいよ。ありがとう」とお礼を言っていただいた。こういった発表があると，メンバー全員で拍手し，「よくやった」と称えるのである。

最初はこうしたことには照れもあり，恥ずかしがって発表できない者もいたが，師長たちが「小さな積み重ねが大事だ」と言い続けているうちに，病棟全体がだんだんと変わっていった。「ナースコールを鳴らしっぱなしで大変だった」「怒って暴れる」などの引き継ぎがあって転院してくる患者もいる。数日後に状態を尋ねると，「いえ，ナースコールを押し続けることはなく，穏やかですよ」「怒った姿は見たことがないです」という報告を聞くようになった。そういったときは「うちのケアがいいからだね」と看護師たちを労った。認知症外来の担当医師からも「ケアが変わったね」「HCUは（本来ハイケアユニットの略だが）ハートフルケアユニットだね」とほめてもらうようになった。また病棟内にボランティアが定期的に入り，飾りつけなどをお願いしたことも雰囲気が変わる一助となった。

## 認知症ケア委員会との相乗効果

2017年から認知症ケア委員会を発足した。はじめは看護師主体だったが，翌年からは多職種がメンバーになった。身体抑制の有無によって診療報酬の違いが生じることも，抑制廃止への後押しにつながった。事例検討は当初「認知症患者の問題行動」からスタートしたが，環境を整え，看護者がCCを実践することで「問題」がなくなり，「どんなケアが効果的だったか」という視点に変化していった。

## よろこぶ顔が見たい

さらに「患者のよろこぶ顔が見たい」といって，スタッフみずからイベントを企画し，壁に季節の飾りつけをするようになっていった。患者にとって入院生活のほとんどは同じことのくり返しである。変化のない今日という1日を，何か楽しいことがある時間に変えていくことで，患者の笑顔を引き出すことになる。

デイルームで盆踊りをやろう，というスタッフがいた。大きめのポリバケツに模造紙を貼って，本物と見まがうような太鼓をつくった。法被とハチマキを身につけ，車イスの患者を連れ出して北海盆唄をCDで流しながら盆踊り大会をしたのである。そのあと病室へその太鼓を持ち運び，バチを患者に持っていただきたたくということをして歩いた。突然の盆踊りの出前に患者は驚き，よろこび，泣き笑いだった。このようなことはしばらくの間，職員と患者・家族の間で明るい余韻を残すものであった。これが「アクティビティ・ケア」というものだと，南さんの著書を読んで後から知った。

## 実践成果を外部に伝える

こうした約2年間の成果を何かで表すことができないかと考え，2019（令和元）年5月，第20回日本認知症ケア学会大会において，演題発表の機会を得た。看護者がCCを実践することによって行動や思考が変わり，その結果，薬物の使用量や身体抑制が減ったこと，アクティビティ・ケアが増えたことを伝えた。

そろそろ外に向けて発信する時期だと考え，地域の方や介護職に向けた勉強会を開き，認知症相談窓口を開設した。また法人グループ内で行われている交換研修に，「当院ではCC研修ができます」と告知したところ，1名の応募があり，自分たちのケアを見てもらう機会にも恵まれた。外から「あなたたちの優れたケアを見せてください」と言われるとうれしいものである。スタッフが普段以上に張り切る機会となった。

こうしてCCが定着するようになってきたが，気が緩んで敬語を忘れてしまうこともしばしばあるため，「今月はこの項目を意識して実践しましょう」とキャンペーンを行って注意喚起している（p.16）。これからもケアが低下しないように見守る必要がある。

## 認知症緩和ケア

CCは職種に関係なく，言葉がやさしく，シンプルである。やろうと思えば誰でもすぐできて，道具もお金もかからない。自分たちの言葉をまず変えること。言葉が変わると思考が変わり，よい行動に変わる。よい行動は患者の笑顔や穏やかさという成果につながり，患者・家族とのよい関係性につながる。1対1の対話や患者の背景をよく知ろうとすることや，患者にとって何が楽しいか観察することにもつながる（図1）。盆踊りで太鼓を持って病室を回ったときに，ある患者は震える手でバチをつかもうとした。日ごろ何かを意識的につかもうとすることのない方だったが，その後の食事介助の際に，みずからスプーンを持とうとする姿を見かけたと看護師が報告した。バチを持って太鼓をたたく，この行為が楽しかったのだろうか，あるいはたたくのを家族や看護師がよろこんだことがうれしかったのかもしれない。そのことをよろこび合う関係性があって，看護者はもっと楽しいことを企画しようとワクワクする。

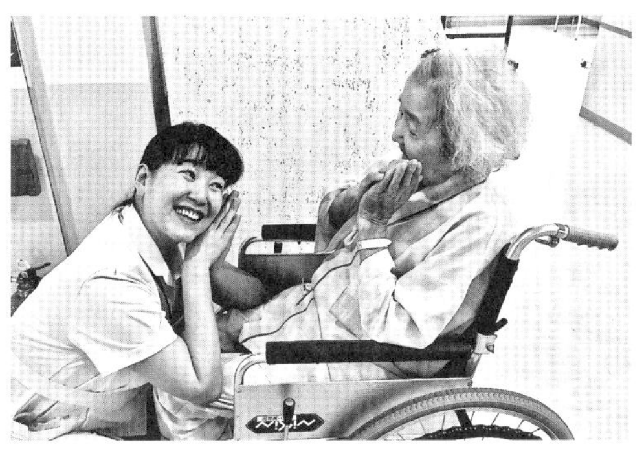

**図1　病棟の日常風景**

夏の暑い日，デイルームで突然かき氷屋が始まったり，絵本の読み聞かせが始まったりする。キーボードで昔習ったピアノ曲を演奏する看護師がいる。折り紙で廊下の壁を装飾し，ベッド上の患者を連れ出したりする。職員が自分の得意なことで患者をよろこばせようとする。これは看護職員1人1人の強みを見出すことにもつながっている。またそういう特技はなくても，夕暮れのさびしい時間に患者のそばで静かに寄り添い，手を握っている者もいる。以前なら「忙しいのに何座ってるの？」という厳しい視線もあったが，現在は「そのまま寄り添ってて！　ナースコールは私がとるから」という暗黙の連携も感じられる。こうしてモチベーションは，らせん状に連続するのである。

南さんは言っていた。「誰か1人でも“私はやらない”という人がいると，このケアは成立しない。やるなら全員一致でやらないと効果は出ない」。そして全員でできたときの効果は大きな成果となり，自信にもつながる。これからは「がん緩和ケア」だけではなく「認知症緩和ケア」の病院でもある，と言えるようになりたい。そんな欲が出てきたところである。

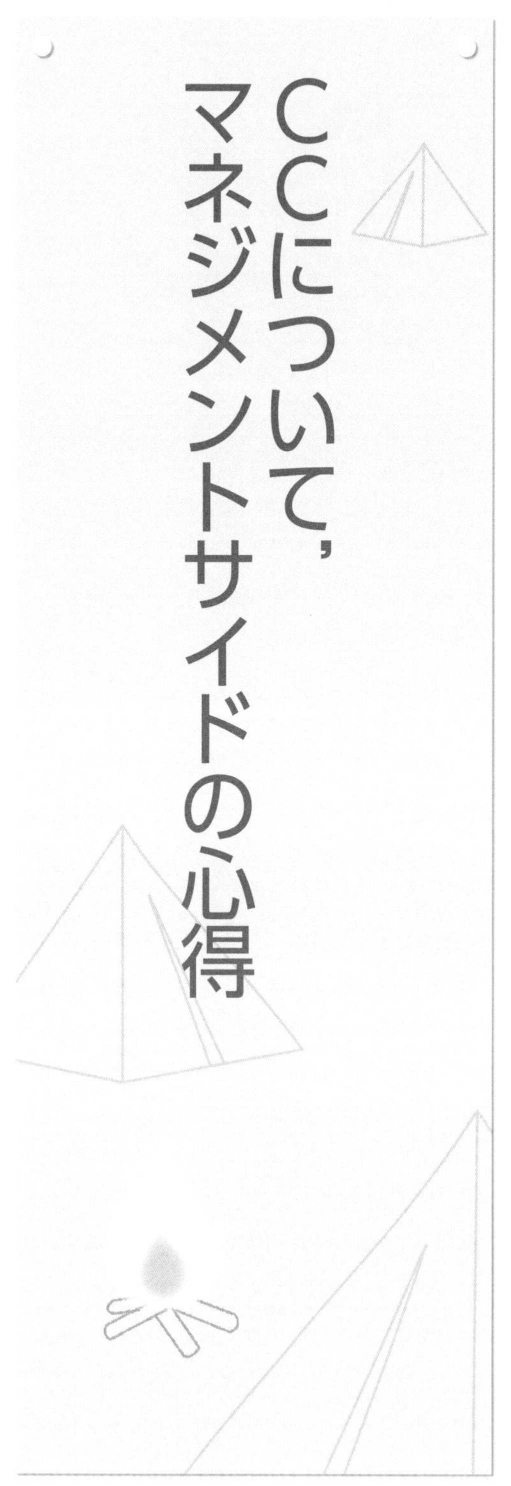

# CCについて，マネジメントサイドの心得


執筆者

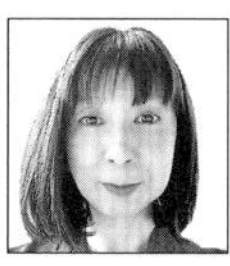

医療法人昭友会埼玉森林病院
（埼玉県比企郡）
病棟師長
**岡本由紀子** おかもと ゆきこ

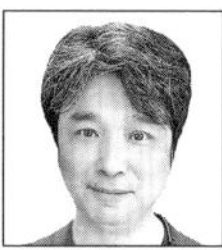

同 看護部長
**相原友直** あいはら ともなお


## 自己評価で満足しないケアを（岡本）

私が担当している病棟は，認知症治療病棟である。専門知識を深めるため，常日頃より研修に参加しているのだが，研修内容は毎回「認知症とは」に始まり，「認知症患者の症状」「症例紹介」で終わる。参考書も同様だ。もちろん，学んだことは決して無駄にはなっていない。しかし，「自分が求めていることではない。何か足りない」といつもすっきりしなかった。

病棟で実際に患者さんを見ていると，同じ患者さんなのにA職員が対応すると穏やかなのに，B職員が対応するといつも興奮してしまう。興奮しているという情報を受けた医師は薬剤調整をする。患者さんは鎮静状態になるわけだが，看護のやりがいは薄く，複雑な気持ちとなる。周辺症状は，対応によっても変わるはずだ。

そういった時期に参加した研修で，南敦司先生のカンフォータブルケア（以下，CC）を知った。CCは個別のケアにおいても有効であるが，患者さんにかかわるすべてのスタッフが行うことで最大の効果を発揮する。どのスタッフが対応しても患者さんが穏やかでいられるようにするために，かかわるスタッフ全員がCCをしてほしい。私が患者さんの家族だったら，そのような取り組みを徹底している病棟のスタッフにみてもらいたい。そのケアをまのあたりにすることで，信頼関係につながると思うからだ。

そのころ看護部長から，院内に南先生を招いてCCの研修をするという話があった。研修で，CCの講義を受けたスタッフからは，「いいですよね」「病棟でもやりましょうよ」と感想があり，研修の翌日から始まったのが，「笑顔で接する」ことである。患者さんの前に立ち，目線を合わせて「おはようございます」と笑顔で接すると，患者さんも笑顔になる。「(スタッフの) Nさんもやってるよ」とほかのスタッフも刺激を受け，楽しみながら取り組むことができ，広まった。

その様子を見て私は，「病棟スタッフ全員がCCを行えるようにしたい」という思いもあり，まずは2019 (令和元) 年度から病棟目標にCCを掲げた。また，個人の目標管理にも必ずCCを具体的に入れるようにして，振り返り評価もできるようにして意識づけすることにした。胸につけている名札の裏には，いつでも確認できるようにCC10項目カードを入れ，朝礼のときにスタッフ全員でCC10項目を唱和してから1日がスタートするようにした。次に，CC10項目とは具体的にどういうことなのか，研修に参加できなかったスタッフもわかるように，導入から1か月以内にCCのDVD鑑賞を全員で行った。

## 意識づけのためのアイデア

CCは個人目標でもあり，病棟目標でもある。成功したこともあれば，失敗もある。自分のケアで困っていることはないか，意見交換の場が必要と感じ，CCケアミーティングを始めた。スタッフの1人が「この患者さんにCCは合ってない」と発言があると，続いて「笑顔で接したのに，ダメだった」など，成功例がなかなか出てこないこともあった。そういったときに，「笑顔で接したつもりでも，相手から見たら笑顔になっていないこともある。笑顔かどうかは，相手が評価するものだよね」と厳しいことも言ったこともある。また，自分の経験だけでなく，人のよかった評価を共有しようとしたときは，「Aさんがこんな対応をしたら，患者さんも穏やかでした」とよい報告をしたこともあった。

次に決めたことは，CCミーティングの担当看護師である。師長命令で仕方なくやるのではなく，みんなの意志にもとづいてやりたかった。毎週月曜日に実施とすることにしたが，業務や担当者の都合によって曜日は変更可能とした。担当者2名は責任感もあり，「今日はCCミーティングやるよ」と声かけし，みんなのまとめ役として活躍している。さらに，CC専用ボックスつくった。これはミーティングに参加できない人や，いい場面があったのにミーティングで伝え忘れることがないようにするためのものだ。

次に考えたことは，対応困難な症例を，次のCCミーティングまでみんなで意識して対応することである。対応困難な症例に対しては，その場での意見交換は難しい。次のミーティングのときに，対応方法の意見交換をすることで，成功例や失敗例もわかる。そのときには「もう1週この人への対応を意識してやろう」と，その患者さんに「関心をもって」対応をした。

## 継続により得た自信

その後，CCを導入してからの1年間を振り返ったとき，「あの患者さん，入院したときは狂暴だったのに，すっごくにこにこするようになったよね」「あの患者さん，なんで行動制限指示が出てたんだろう。必要ないよね」という感想が聞かれた。行動制限は患者さんにとっても，私たちスタッフにとっても，心地よいものではない。しかし，治療中の管を自己抜去してしまう人もいる。患者さんにとって管は不快であり，邪魔である。認知症の患者さんにとって自己抜去する理由はあるとはわかっていても，生命保護の目的で行動制限指示に従って行うときもある。ただ，行動制限しないで済む対策を考えても対応しきれない場合，やむを得ないという気持ちは常にある。

当院の急性期病棟に入院した認知症患者さんは，ベッドコントロールのために行動制限指示がある状態で私たちの病棟に移動してくるケースが多い。入院時はさまざまな理由で興奮している。移動してきた患者さんは，どうして行動制限指示が出ているのか？　開放観察時の様子はどうなのか？　記録のままなのか？　あらゆる状態を担当したスタッフから教えてもらう。それらの情報をもとにスタッフが患者さんをみて，「いまこの状態だったら，私たちの対応でなんとかなる」と報告があったときは，とてもうれしく思える瞬間だ。CCをとおして認知症患者さんのケアに自信がもてるからこその発言だと思う。ケアに対し，手や足が出て抵抗される患者さんという情報があれば，どうして抵抗したのかを考える。何をされるか不安で手や足が出たのかもしれない。それであれば，気持ちに余裕をもって患者さんのところに行き，認知症の短期記憶を活かし，ケア前にはゆっくり説明をする。あるいはやさしく手を握って安心してもらうなど，CCをより意識するようになった。

## みんなで意識して行うからこそ

退院される患者さんのご家族から「みなさんによくしてもらって，ありがとうございます」と言われたときや，「この病院に入院してからこんなに落ちつきました」「病院嫌いの父でしたが，表情がよくなった」と言われたときは，私たちの看護を評価していただけたことになり，みんなで情報共有している。CCの有効性を実感しているからこそ，ご家族から受けた相談のなかで，「父が認知症になって……」と泣きながら話された娘さんに対して，「その時々，心地よいと思える生活ができたらいいじゃないですか。私たちの病棟では，CCを目標にケアを行っています。CCとは……」と説明したときもあった。それをスタッフへ伝えることで，CCを行っている意識もより高まったのだと思う。

CCミーティングを始めたころ，「私は師長さんのように笑えません」と言っていたスタッフも，半年後には「こんな対応をしたらできましたよ」と教えてくれた。また，笑っているつもりが相手からしたら笑って見えないと指摘されたスタッフは，「こんな声かけしたら，お風呂に入ったんですよ」と笑顔で報告してくれるようにもなった。月に数回のミーティングでも継続して行い，CCを意識づけすることが重要だ。当院の院長は日本老年精神医学会指導医・専門医であるが，認知症の治療は医師が出す薬剤調整だけではない。認知症の周辺症状はケアする私たちの力も影響していることをよく認めてくれていることもCCの継続にとっては大きい。

私たちの病棟では，CCを始めて今年で2年が経つ。スタッフに「笑顔で対応して」「敬語を使って」と指示だけ出していたら，笑顔が減っていただろう。みんなでCCを意識していたことにより，いまでは自然な対応に変わったのだと思う。他部署の方からこのように言われたことがある。「この病棟は忙しいから，スタッフも前はピリピリしていた感じでした。でもCCを始めてから，スタッフも穏やかで，患者さんも表情がよくなりましたよ。この病棟にきて働くことが楽しくなりました」。ケアの質は，自己評価で満足してはいけない。他者評価も大切だ。

## 認知症の看護とは何か？（相原）

「認知症とは何か？　認知症の看護とは何か？」という問いで，意外に知っているようで知らないことがたくさんあることに気づく。認知症といってもアルツハイマー型認知症，レビー小体型認知症，前頭側頭型認知症など疾患によってさまざまで，進行の仕方も違い，1つの病型ではなく疾患が重なっている場合がほとんどである。「そのような方々へどのようにケアをするのか？」ということに対し，どこまで根拠にもとづき，考慮された看護をしているだろうか？　看護の専門性と病棟の専門性をどのように発揮するかなどを考えている。

看護部長の立場としては，看護の専門性と自立をめざし，そのためのきっかけづくりと土台づくりを気にかけている。特に師長をはじめとして，主任にも能動的な思考をしてもらうための場を提供するようにしている。看護師は得てして，白黒をはっきりと，早く判断することを求められ，業務的な思考に陥ることは多々ある。そのような業務的な看護師ではやりがいを感じることは少ないだろう。

やりがいを感じるためには何が必要かといえば，患者さんの笑顔や，一緒に働いているスタッフのいきいきとした表情なのではないかと思う。さらに，人間的なやさしさだけで看護するには限界があり，ケアには根拠となる何かしらの軸が本質にないとやりがいにつながらないとも考える。

CCを知る前にある医師の「認知症のハイブリット療法」を拝聴した。要約すれば，認知症の方々には大脳辺縁系の情動に働きかけることが大切という内容であった。まさしく求めていたものと考えたが，実際のケアをするにあたっては物品が必要であるなど，少しハードルがあると感じていた。そのさなかにCCを知り，南氏と会話をするなかで認知症の方々のケアにみずからの手技を使うという看護ならでのメソッドであると感じた。

今回の取り組みに関しては研修会をきっかけに師長やスタッフがみずから考え，よりよい看護とやりがいを求めるようになった。元来やりがいを求める職業集団だということを理解し，管理者としてスタッフや病棟管理者のやりがいを導き出す提案をし続けることが役割だと感じている。

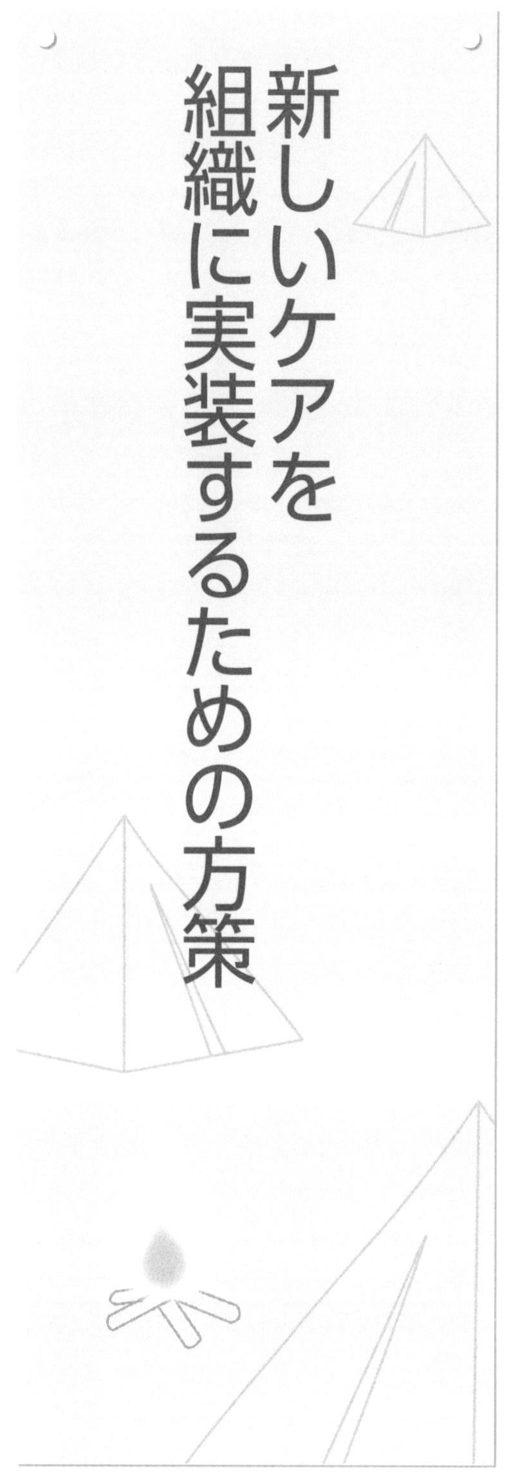

# 新しいケアを組織に実装するための方策

執筆者

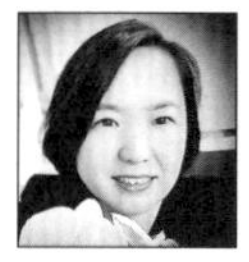

千葉県立保健医療大学健康科学部
（千葉県千葉市）教授
**小宮浩美** こみや ひろみ

## はじめに

ウィズコロナになり，新しい生活様式は瞬く間に日本に定着したわけですが，ヘルスケア領域において新しい実践が組織に定着するのは簡単ではありません。どうやら，新しい実践が組織に定着するには，スタッフ個人が知識を得て，行動が変わるだけでは不十分なようです。新しい実践が組織に定着することを促進したり，阻害したりする要因には，個人的なものと組織的なものがあります。新しい実践が組織に定着することを阻む個人レベルの要因には，変化に対するスタッフの否定的な態度や信念です。いままでと違うケアの方法に対して，慎重で猜疑的なスタッフはいます。そして，このような態度の背景には，仕事量の多さ，急な人員配置，患者の緊急度が高いなどの組織的な要因が影響している場合もあります。新しいことを始めるためにはエネルギーがいりますから，忙しくなると「がんばって変えても，意味がないんじゃない？」となってしまう。慣れたやり方のほうが人は安心を感じるため，「忙しい，時間がない」ということを取り組まなくてよい理由として無意識のうちに使ってしまっているのかもしれません。組織的な要因には費用，執行部の理解，システム上の問題なども含まれます。

スタッフ個人が新しい知識を入手すること，それを取り入れ自分の実践が変わることと，その変化が周囲の者にも広がっていくこと，そしてその変化が定着し，継続するためには，それぞれの段階におけるさまざまな方策が必要だといわれています。そして，スタッフなどの個人に対する方策と，組織的サポートを構築するための方策があります。個人に対する研修を中心とした学習や資料を渡すだけでは実践を変化させるには十分ではありません。

アメリカのアイオワ州にあるアイオワ大学病院の患者ケアと看護サービス部門のカレンとアダムズ[1]は，EBP（Evidence-Based Practice）の実装（implementation）のための方略を提案しています。EBPとは，根拠（Evidence）にもとづいた実践をさします。EBPは，「研究のエビデンス，患者の経験と好み，臨床的な経験や専門知識の他，利用可能でたしかな情報源に基づいて，実践家および患者と関係者の間で意思決定を共有してゆくプロセス」[2]と定義されています。精神科看護実践の場合は患者の経験や好み，臨床家の経験的な知識が重要ではありますが，新しい実践方法が論文や記事で紹介されているなら，それを組織に実装させることでケアの質はさらに高まるでしょう。

そして実装のプロセスには，①気づきと関心の創造，②知識とコミットメントの構築，③行動と採用の促進，④統合と継続的利用の促進の4つの段階があり，それぞれの段階の目的を達成するための実装の方策があると紹介されています。また，これらの方策は段階を横断的に使われる場合もあります。カレンとアダムズは関連する研究で効果が実証されている方略をまとめており，そのいくつかをご紹介します。

## 気づきと関心の創造

スタッフと利害関係者（他職種や組織の関係者）がその問題についての気づきや関心をもつ段階です。

### 1）個人に対する方略

まず，新しいケアや解決したい問題に関する「スローガンやロゴ」をつくります。臨床現場はみんな忙しいため，簡潔で短く覚えやすくしたフレーズがなければ注意は向きません。スローガンやロゴはみんなの関心を集め，新しい知識や行動の方法，新しい実践行動を採用するねらいと目的を記憶にとどめることができるといいます。「三密を避ける」はやはり効果的なんですね。これは方法論についてのスローガンですが，めざしたい看護や組織のビジョンについてのスローガンやロゴの場合もあるでしょう。

そのほか，臨床に関連する重要点を短く覚えやすくして作成するのも気づきや関心をもつことにつながるといわれています。どのような点に着目するかというと，①自分たちの実践を変化させる必要性，②新しい方法の要点，③予想される成果の3点です。

次に，スタッフミーティングやポスター・チラシで，取り入れようとしている新しい方法が従来の実践と比較して，どのくらい「よりよい方法だといえるか」を伝えます。実践が変わることによってこれまでのやり方と比べてどのようなよい影響が患者やスタッフにあるのか，組織の価値観と合っているかを伝えます。場合によっては，これまでのやり方と両立させることが可能であることを説明する必要があるかもしれません。そして，新しいケアの方法についての病棟での教育機会をもちます。

### 2) 組織的サポートの構築

新しい方法や知識を組織に紹介してくれる知識の仲介者を活用するとよいといわれています。また，上司や執行部からの推奨があると新しい実践方法についてのスタッフの関心や気づきは高まります。

## 知識とコミットメントの構築

その問題についてのスタッフと利害関係者（他職種や組織の関係者）の知識や関心が高まり，積極性や前向きな姿勢がみられるようになる段階です。

### 1) 個人に対する方略

新しいケアの方法についての教育（リアル，バーチャル，コンピューターなどの方法を用いた），チェンジ・エージェントの活用，目に見える効果を示すこと，実装しようとするケアの方法にスタッフや患者の意見を取り入れることです。チェンジ・エージェントとは，組織学の用語で，組織が変わっていくときに人がもつ役回りのことをさします。新しいケアについて理解していて，変革を導く「チェンジ・チャンピオン」をその部署におくことです。また，病棟のスタッフのケアに対する姿勢や行動に影響を与え，その人の考えや行動がほかの人たちのモデルになる「オピニオン・リーダー」に相当するスタッフを教育に巻き込みます。オピニオン・リーダーは職位の高い人とは限らず，スタッフが実践での疑問を抱いたときに頼りにしている人を選びます。実装を計画しているケアの方法にスタッフや患者の意見を取り入れ，その現場にあった方法に修正します。この利点は，意思決定を共有することができ，コミットメント（かかわりあい）がつくられ，新しいケアの方法が採用される可能性を高めます。

### 2) 組織的サポートの構築

新しいケアの方法に関連した臨床での問題について，過去の数値データを集計し，外部の基準と比較するベンチマーキングをしてみると，新しいケアの方法を実装する必要性を組織の上層部と共有でき，人手や予算の確保につながる可能性が広がります。

## 行動と採用の促進

関心を高め，積極性や前向きな姿勢がみられるようになったら，次はスタッフの新しいケア方法のスキルを高めつつ，ケアの採用を促していく段階です。

### 1) 個人に対する方略

スタッフのスキルを訓練するための教育的な方法を開発し，実施します。個人ごとに改善が必要なところを明確にし，スキルを磨きたい意識が高まるように動機づけることが必要です。そのためには，「ケア現場での承認」が方策として有効です。それは，ケアの場でスタッフの行動が変化したら，スタッフ同士で肯定的にフィードバックし合うことです。臨床の日常のなかで，新しいケア行動が見られた直後に新しいケア行動ができていることを共有します。能力が高まったスタッフへのインセンティブ（表彰，給与に反映する）などもよいそうです。

### 2）組織的サポートの構築

この段階において実践の変化について否定的な態度をもっていたり，変化に抵抗するスタッフや上層部の人々がいるかもしれません。その場合，実践の変化によって得られる結果がいかに組織の目標と一致しているかを示します。また，新しい方法を取り入れることに慎重な人や抵抗感がある人は，何か別のことを優先しているものです。たとえば，ケアが早く終わること，時間が守られること，患者の別のニーズなどです。スタッフは1人1人異なる個性があり，自分の信念や経験にもとづきケアを行っています。うまくいった対応やケアの方法が最善だと信じています。そのため，それぞれのスタッフが優先していることは何かをまとめておきます。これらを，オープンなミーティングのなかで共有します。そして，関係するスタッフに考える時間を十分にとって，検討してもらいます。新しい実践のやり方に関して，追加の情報を伝える必要があるかもしれません。とにかく，十分に情報を得たと感じた人は変化を擁護しやすくなります。場合によっては，新しいケアの採用に抵抗感がある人への個別のサポートを準備する必要があります。

## 統合と継続的利用の促進

新しいケアの方法がその組織に実装され，その組織の既存のシステムに統合させることと，その変化の勢いが衰えないための方策が必要となります。

### 1）個人に対する方略

個人や病棟単位での変化の進捗状況を報告し合うことや，よい変化を賞賛することです。

### 2）組織的サポートの構築

スタッフ，患者，家族からのフィードバックにもとづいて手順を見直すことが変化を維持します。また，新しいケアを実践するための能力指標を作成し，十分なスキルを獲得していることをスタッフに示します。

このような実装の方略があるわけですが，変わることへのスタッフの不安を緩和し，勇気づけること，感情と行動の両方に働きかけることです。どれか1つを採用するのではなく，複数の相互に作用し合う方略を選ぶこと，いつでもユーモアをつけ加えて楽しくすることが秘訣だといわれています[3]。

〈引用・参考文献〉

1）Laura Cullen, Susan L.Adams: Planning for Implementation of Evidence-Based Practice.The Journal of Nursing Administration, 42（4）, p.222-232, 2012.

2）Sigma Theta Tau International 2005-2007 Research and Scholarship Advisory Committee：Sigma Theta Tau International position statement on evidence-based practice February 2007 summary. Worldviews on Evidence-Based Nursing, 5（2）, p.57-59, 2008.

3）アイオワ大学病院看護研究・EBP・質改善部門編，松岡千代，深堀浩樹，酒井郁子監訳：看護実践の質を改善するためのEBPガイドブック—アウトカムを向上させ現場を変えていくために. ミネルヴァ書房, 2018.

# CVPPP
（包括的暴力防止プログラム）
## ～ダイジェストマニュアル～
Comprehensive Violence Prevention and Protection Program

## 第8回
# CVPPPの実践マニュアル ブレイクアウェイとチームテクニクス②

下里誠二　しもさと せいじ
信州大学医学部（長野県松本市）教授

前回はチームテクニクスについて紹介いたしました。おそらく，はじめての方にはイメージがしにくいものと思います。そこで急遽，その②として引き続きご説明することにしました。

CVPPPのチームテクニクスは，ケアのあり方として存在するべきものと考えています。しかし，実際には「人としての正常な反応」によって起きた力の発動も，暴力としてとらえられ，抑制の対象になっているという現実があるように思います。それは本当に問題だろうと考えます。そのことを忘れないという前提で，今回は1つの例としての身体介入を説明します。

### ノンバーバルのメッセージ

図1はチームテクニクスでエスコートと呼ばれる技法です。当事者の方をサポートするために両側に看護者がいます。①それぞれ当事者に遠いほうの手を当事者の前からもっていき，当事者の手首をやさしくそえるようにサポートします。②当事者に近いほうの手は，後ろ側から当事者の脇の下をとおり，その後，看護者自身の手首をしっかり握ります。③やわらかく，しかし，しっかりと当事者の肘を看護者の脇でサポートします。

このとき，当事者の手首を強く握ってはいけません。ノンバーバルに，「守っている」というメッセージが伝わるようにします。

当然のことながら，当事者とは言語的にも対話をし続けます。私たちが味方となって安心してもらえるように。

### 安心してもらうこと

さて，ここからです。もっとくわしい原理やコツはCVPPPトレーナー養成研修をぜひ受講していただきたく思いますが，目的を「連れていく」ことに集中した場合と，「ケアをすること，安心してもらうために行うこと」にする場合での違いについて記述します。

**連れていく場合**：当事者が不安でも恐怖でも目的（移動すること）を達成しようとする。
- 無言。もしくは移動することだけ伝える
- 当事者を見ない
- 力を当事者の手首に入れる
- 常に最大限の力を加え続ける

• 引っ張って無理やり連れていこうとする

**ケアとして行う場合**：気遣いを最優先にして行うもの。

• 声をかけ続ける（謝罪，そして味方になりたいということ，また少しでも反応してくれていることへの感謝，どうすれば助けになれるか。どうなったらうれしいか，移動した先で希望を見つけられること）
• 当事者を見る。触れている部分から感じとる。不安や恐怖を感じないで済むように
• 当事者の手首はただやわらかくサポートをする
• 当事者が緊張して力が入っているときには，看護者自身の手首をしっかり握り，より安定するように力を使う。当事者の力が緩んでいるならば，看護者も力を抜いて少しでも緊張がとれることを助ける
• 当事者と一緒に歩く

よく「抵抗する」とスタッフが口にしますが，抵抗はこちらの意に抗うわけですから，見方を変えれば「抵抗させている」ことです。CVPPPでは，演習を通じて私たちがしなければならないことを検討するのです。

ところで私は増川ねてるさんの連載，「どん底からのリカバリー」を毎回楽しみに愛読させていただいています。WRAP®（Wellness Recovery Action Plan）はリカバリーの5つのキーコンセプトを実現するためのツールですが，このキーコンセプト（希望，責任，学ぶこと，権利擁護，サポート）がうまく機能していないときには，希望がなく，諦め，自暴自棄といった結果になるといいます。CVPPPがWRAP®でいうクライシスの状況にあっても，希望がもてるようにケアすることができることはWRAP®によるリカバリーの実現と目的を同じくするものであると考えられます。2020年1月号にはクライシスの考え方が載っています。当事者はリカバリーのなかで自分の治療に責任をもちながらも，クライシスという時期には誰かに責任を預けなければならなくなることになります。

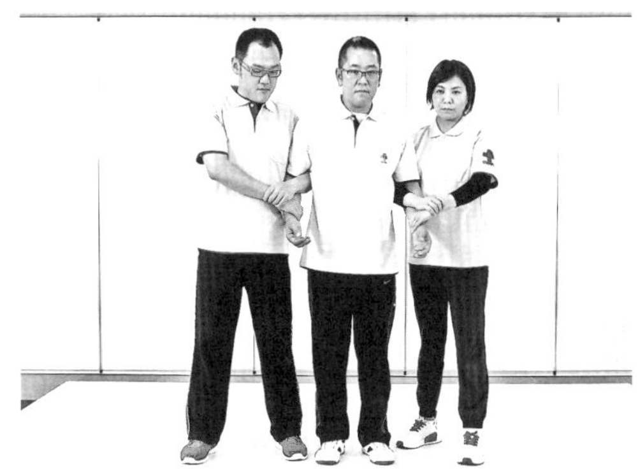

**図1　エスコート法**

CVPPPがめざすべきことは，当事者が自分の責任を誰かに委ねなければならないそのときに，その誰かに私たちが「あなたなら安心して任せられる」と選んでもらえることだと思っています。

〈引用・参考文献〉

1）下里誠二編著，日本こころの安全とケア学会監修：最新CVPPPトレーニングマニュアル，中央法規出版，2019.

# どん底からのリカバリー ―WRAP®を使って。

## 第14回 薬物療法にも頼るのがいいか？②

アドバンスレベルWRAP®ファシリテーター
増川ねてる ますかわ ねてる

（承前）前回の続きです。早速始めていきたいと思います。

### 薬では，手にできなかったもの……

やがて僕は，「いま，またできる」ようになった頭で，自分の人生を取り戻すんだ。やっと始まった「本来の僕」の人生……これから憧れていた東京の生活を送るんだとワクワクしていました。やがて，当時の妻は「ワーキングホリデーに行ってくる」と海外に行くことになりました。海外での生活が彼女の夢……したいことでした。彼女の出国の日，僕は普段どおり仕事場に行き，「見送りはいいの？」と上司は言いました。「いいんです。僕らはお互い自由ですから。お互いにやりたいことをやるんです」と僕は答えたと思います。そのとき，上司はちょっと僕に失望したような感じがしたのですが，そのことの意味が僕にはわかりませんでした。

やがて，僕と恩人の上司の間には壁というか，変な間があくようになっていきました。そして，仕事でわからないことを聞いていいのか，ここは聞かずに自力で考えて進んでいったらいいのか，わからなくなっていきました。

そしてしばらく経ったころ，「仕事ができているときと，できていないときのギャップがありすぎる……」と言われるようになりました。僕は，それを薬で埋めようとしていきました。上司は，僕を育てようと綿密な計画を立ててくれました。知り合いの会社の新人研修の場に送り出してもくれました。でも，僕は，自分の世界に酔っていて，すべてが自己完結，自己目的化に向かっていきました。関係性のなかの自分が見えていなく，自己中心的でした。

僕は薬で頭の機能は回復したものの，薬で「育つ」ことがなかったのです。人格的な成長というところに目を向けられませんでした。

僕は，発病前の中学生のころの精神状態に戻っていた感じがします。家庭，友人，恩師と仕事があるというのに，関心事は自分の成長，世界が拡大すること。薬で「頭の機能を回復」させて，知識を獲得したり，技能を身につけたり。そして，人に納得してもらうドキュメントを仕上げたり，「いい着眼点だ」と言ってもらえるものを提出したりを（薬が効いている間において）できていました。「これが，取り戻した自分なんだ」と関心は常にそこで，自分がどこまで行けるかばかりを考えていました。

まわりが見えていませんでした。人の気持ちや，想いが願いが見えなくなっていました。頭は動き始め，僕は「1人」になっていました。関係性という観点が抜けました。人との関係性のなかで積み上げて，自分を「成熟」させるという発想が消えました。「頭の機能」ばかりに意識がいっていた僕は，その頭を使う自分，自分の人格を育てることができませんでした。

恩師には，「いつまでも学生みたいな感じはやめなさい」と言われていましたが，その意味さえ当時の僕にはわかっていませんでした。「生きる覚悟をもて」「真剣に仕事をしなさい」と言われても，……わかりませんでした。

## 服薬，中止

やがて，仕事がうまくいかなくなりました。仕事がというより，恩師である上司の信頼を損ねていきました。ムラが大きくて，信頼関係を維持できず，失望させてしまったと思います。こころを痛めさせてしまったと思います。

それでも，「これでしばらく生活を維持して，その間に新しい仕事を見つけるんだ。がんばれよ」と，退職金を出してもらって，仕事を辞めることになりました。29歳。「これからどうしていったらよいか？」わからなくなりました。スキルは学んだけれども，それを使う僕が育っていなかった。致命的でした。会社員の身分がなくなり，社会へつながる道がない。不安でした。どうしたらよいかわからずに，市役所で相談。「病気で仕事を辞めました」。保健所で相談して「障害年金」を知りました。申請しようとしましたが，薬をたくさん使うようになりました。前職の経験を活かして，プランニングと交渉の日々を過ごしました。薬はどんどん増え，年金をもらえるようになったころには，僕は大量の薬を飲むようになっていました。

やがて，「いま，あなたは薬の中毒になっていると思います。減らしたほうがいいです」と主治医に言われ，最初は抵抗したものの，時間をかけて薬をやめていきました。

離婚をして，生活保護を受けるようになりました。薬を飲むことしか学んでおらず，それが使えないというのは大きな痛手でした。途方に暮れました。「年金と生保で生活はできるものの，ひとりぼっちだ。薬も使えず，自分で自分をコントルールできないし。時間はあるけど，誰もいない。何をやっていけばいい？」。いろいろなことが虚しくなっていきました。

## WRAPに出会う

やがて，僕は通い始めた福祉の施設で，同じような経験をもつ友人に出会いました。精神疾患の症状に悩まされながら，病気の治療をしながら，「これからどうしていこうか？」と話せる仲間ができました。「いろいろあったけれども……だからこそ，自分たちはわかり合える」。この“わかり合える”感覚がとても重要でした。

そして，WRAPに出会ったとき，救われるように思ったのです。

WRAPは，自分と同じく，副作用が強くなり薬を使えなくなったメアリー・エレン・コープランドさんが，たくさんの当事者に話を聞いていき，その人たちの「体験談」から生み出していたものと聞きました。「自分と同じような境遇で，リカバリーした人がいる！」というのは，本当に希望でした。人にはそれぞれのリカバリーの形があるという。そして，WRAPでリカバリーしている人はたくさんいるという。

WRAPを知った仲間たちとの探求が始まりました。「実際にリカバリーに取り組んでいる者同士で学び合っていこう」「実際にリカバリーしている当事者から学んでいこう」それが僕の道にもなりました。

やがて，薬以外の方法がたくさん見つかりました。WRAPクラスや，仲間との会話のなかで，試行錯誤の生活のなかで，自分の道具を増やしていきました。いまはそれをWRAPにして，使っています。

## 薬物療法とWRAP

WRAPは，「薬物療法が使えない……どうしたらいいの？」と途方に暮れていた僕のところにやってきて，僕を救ってくれました。……それが僕のストーリー。だから，

**薬物療法にも多少頼らなければ不安ではないか？**

この質問に対して僕からの答えは，「いろいろな実践があると思いますが，僕の場合は，薬物療法に頼ることができない不安を救ってくれたのがWRAPです。そもそも『薬物療法ができなくなった。どうしたらいいんだ？』が，僕の出発点。そして，WRAPをつくって使うことは，かつて『薬物療法』が僕に与えてくれたことを実現させています」になります。

今回のおしまいに，WRAPの世界でよく読まれている文章「私たちにとってリカバリーが意味すること」（メアリーエレンさんとシェリーミードさんの著作）より，関連記事をを引用します。2000年の文章です。

What Is the Role of Medication in the Recovery Scenario?

Many people feel that medications can be helpful in slowing down the most difficult symptoms. While in the past, medications have been seen as the only rational option for reducing psychiatric symptoms, in the recovery scenario, medications are one of many options and choices for reducing symptoms. Others include the recovery skills, strategies and techniques listed above, along with treatments that address health related issues. Though medications are certainly a choice, these authors believe that medication compliance as the primary goal is not appropriate.[1)]

リカバリーのシナリオ（筋書き）における薬物療法の役割とは？

薬物療法が「とても困難な症状」を沈めてくれるのに役立つと感じている人が，多くいます。過去においては，薬物療法が精神症状を軽減するのに唯一の合理的な選択肢と見なされてきました。リカバリーシナリオ（筋書き）においては，薬物療法は，症状軽減のための多くの選択肢の1つであり，多くある選択の1つです。

ほかの方法としては，前述した（＊筆者注：紙面の都合上，今回は割愛しています）リカバリーのスキル，戦略（ストラテジー），技術（テ

クニック）がありますし，もちろん健康（ヘルス）に関連した問題に対する治療もあります。薬物療法はたしかにあなたの選択の1つですが，私たちは服薬遵守を第一の目標（プライマリーゴール）とすることは，適切でないと考えています（筆者訳）。

WRAP仲間のことを思い浮かべると，薬をうまく使ってリカバリーしている人は多くいます。薬が減ったという人も，薬を飲まなくなったという人ももちろんいます。人，それぞれです。

薬を飲んでうまくやっているという人，薬は飲まずにうまくやっている人。それぞれなのですが，共通点はあると思います。それは……，《うまくいっていると言っている人たちは，「自分でそれを選んでいる」》ということ。（反対に，「飲みたくないけれども飲んでいる……」と言っている人は，苦しそうに思います）。……つまり，「自分にはそれがいい！　から」と言っているというのが，（薬物療法を行っているにしても，行っていないにしても）共通点だと思います。

僕自身のこととして振り返ってみても……，「薬が効いている」「これで人生取り戻した！」と言っているときは，薬物療法がうまくいっていたと思っています。薬がなかったら，あのときの僕はいなかったと思いますし，薬物療法で得た「覚醒感」のおかげでパソコンのスキルや，プレゼンテーションやロジカルシンキング，ファシリテーションを学ぶことができました。薬なしでは難しかったですし，それらはいまでも役に立つものとなっています。

また，「薬なしの自分もいい感じ」と思っている現在は，薬物療法を行おうとは思いません。ほかの方法が多くあるからです。それに，僕の場合は（薬物中毒・依存の問題もあり），薬を使っているのと使っていないのとで「性格」が変わります。いまの僕は，「薬を使わない生活」に適応し，その自分として人生を送るにはどうするかと考えて，この15年間を過ごしてきました。いまの環境で薬を使うと，「いまの僕」を「僕」と思っている人とはコミュニケーションがうまくいかなくなると思います。そして，僕は「この僕」を受けとめて，「この僕」とともに一緒にいると選択してくれた人たちと，ともにいたいと思っています。なので，症状で苦しいときはありますが，「薬なし」の生活を納得して生きています（反対に，「効いているかどうかわからないけれども……」という気持ちで薬物療法をしていたときはよくない感じでしたし，「薬があればなんでもできるのに，飲めなくなった……」という気持ちでも，「薬物療法なし」はきつかった）。

WRAPは（薬物療法を選択するにしても，選択しないにしても……），どちらの選択をしたとしても，そこから進んでいく生活を手助けするように機能するのだと思います。

〈引用・参考文献〉

1）M.E.Copeland, S.Mead：What Recovery Means to Us. Plenum Publishing, 2000.

他科に誇れる
精神科の専門技術

# メンタル・ステータス・イグザミネーション

## 患者の症候をとらえる視点

## 060 心理的反応⑦　発達段階でのつまずき

武藤教志 むとう たかし
宝塚市立病院（兵庫県宝塚市）精神看護専門看護師

### 「発達段階と言えばエリクソン」という落とし穴

「発達段階」と聞けば，多くの看護師が思い浮かべるのは「エリクソン」という名前。心理社会的発達段階を提唱した人物です。あまりにもビッグネームなので，「発達段階と言えばエリクソンでしょ」と唯一無二のものであるかのように思われています。これが，アセスメントを曇らせてしまいます。なぜなら，何かにつけてエリクソンをあてはめようとしてしまうから。「発達段階」と言っても，何の発達を扱うのかによって理論はさまざま（表1）。アセスメントもその「何」に応じた理論を選んでしなければなりません。代表的な発達段階の理論の枠組みを表2に示しておきました。

### 発達段階アセスメントは「いま」だけじゃない

現在の患者の発達段階を知るだけでなく，発病当時の発達段階を知ることで，患者が健全な発達を遂げるためにどのような援助が必要なのかを考えることができます。

たとえば，現在30歳の統合失調症患者で，15歳ころから前駆症状がみられ，20歳で発病して診断を受けたとします。現在の30歳という年齢も発病の20歳という年齢も大事ですが，何よりも大事なのは前駆症状がみられ始めた15歳という年齢の発達段階です。15歳といえば，心理社会的には「自己同一性と自己同一性拡散の段階」，職業的には「探索期」などのようになっていますから，「30歳になっている現在でも自己同一性も職業的自己もまだ確立していないかもしれない」とアセスメントすることができます。

統合失調症やそのほかの精神疾患の多くには発病（診断）前に「前駆期」という時期があって，このころからいくつかの精神症状がみえ隠れしているものです。そうした前駆期の精神症状が，発達段階が次の段階に進むのをつまずかせたりしていることがあるのです。みなさんは，患者の発病年齢は知っていると思いますが，ぜひ，前駆症状がみられ始めた年齢にも注目してください。

### 何を看護記録に書けばいいか

MSEでは，「発達段階の停滞」「固着」「悪性の退行」を合わせて，「発達段階のつまずき」としてとらえ，心理社会的な援助が必要なものとして位置づけます。

### 1）発達段階の停滞

発達段階の停滞とは，「固着」と「退行」という2つの防衛機制ではなく，精神症状や精神機能の低下，入院による社会生活からの離脱などによって，本来進むはずの発達段階にたどりつけていない状態をさします。

発達の各段階には，およその目安となる年齢が記述されています。一般的に，患者の実年齢にふさわしい発達を遂げていないときを「発達の停滞」といいますが，実年齢だけを頼りに，紋切り型にあてはめてはいけません。たとえば，ある患者の年齢が45歳であるとき，エリクソンの心理社会的発達段階では「ジェネラティビティ対自己陶酔（40～60歳ころ）」，ハヴィガーストの発達課題では「中年期（30～60歳）」，ピアジェの認知の発達段階では「形式的操作期（11歳以降）」，スーパーの職業的発達段階では「維持期（45～64歳）」というように，それぞれの段階に該当します。しかし，その患者が，大人としての社会的責任を果たして権威を得ることに関心を示さない，老年の両親から経済的にも心理的にも自立した関係になっていない，論理的に思考することや，他者の視点に立つことができない（自己中心的な人間関係しかもてない），仕事において安定した地位を確立しようとしていない，といった状態をすぐに問題として片づけてしまってはいけません。一般的に，私たちは「その年齢の人はその年齢にふさわしい態度や行動をとるもの」と暗に信じていることが多いため，「いい大人なのだから」や「そんな年齢なのだから」「大人としてあたりまえ」と過剰に期待してしまいがちです。しかし，精神疾患をもつ患者では，発病した年齢以降の発達をとげることには困難を伴うことが多いため，患者の態度や行動を発達段階の観点でアセスメントするときは，実年齢ではなく，発病時の年齢での発達段階を基準にしてください。実際には，発病した年齢以前に病気の前駆期があるため，発病した年齢以前の段階以降の発達がとげられていないこともあります。

**表1　発達段階理論の提唱者と名称**

| 提唱者 | 理論の名称 |
|---|---|
| フロイト | リビドーの発達段階＊ |
| エリクソン | 心理社会的発達段階＊ |
| マーラー | 母子の分離—個体化過程＊ |
| ビオン，クライン | 対象関係論的発達理論 |
| ピアジェ | 認知の発達段階＊ |
| ホフマン | 共感性の発達理論＊ |
| コールバーグ | 道徳性の発達段階 |
| デーモン | 公正感の発達段階＊ |
| チュリエル | 社会的慣習の発達段階 |
| ボウルビー | 愛着の発達過程 |
| スーパー | 職業的発達段階＊ |
| ハヴィガースト | 発達課題 |
| ルイス | 乳幼児の感情発達 |
| ブリッジス | 感情発達過程 |

＊は表2を参照

### 2）固着と悪性の退行

「固着」と「退行」は精神分析の用語で，防衛機制の1つ。発達段階を理解するためには，なんらかの要因によって，ある発達段階に執着し，発達が停止してしまう「固着」と，欲求不満や困難に直面し，単に快感や満足感を得るた

表2　代表的な発達理論の枠組み

| エリクソン：心理社会的発達段階 | | | | | | | |
|---|---|---|---|---|---|---|---|
| 誕生～1歳半 | 1歳半～3歳 | 3～5歳 | 5～13歳 | 13～21歳 | 21～40歳 | 40～60歳 | 60歳～ |
| 信頼対不信 | 自律対恥と疑惑 | 自主性対罪の意識 | 勤勉対劣等感 | 自己同一性と自己同一性拡散 | 親密対孤独 | ジェネラティビティ対自己陶酔 | インテグリティ対絶望 |
| **ピアジェ：認知の発達段階** | | | | | | | |
| 0～2歳 | 2～7歳 | 7～11歳 | 11歳～成人 | | | | |
| 感覚運動器 | 前操作期 | 具体的操作期 | 形式的操作期 | | | | |
| **ホフマン：共感性の発達理論** | | | | | | | |
| 1歳ころまで | 2歳ころまで | 9歳ころまで | 10歳以上 | | | | |
| 全般的な共感 | 自己中心的な共感 | 他者の感情体験への共感 | 相手の価値観や思考に応じた共感 | | | | |
| **デーモン：公正感の発達段階** | | | | | | | |
| 4歳以下 | 4～5歳 | 5～7歳 | 6～9歳 | 8～10歳 | 10歳以上 | | |
| 自己欲求 | 外見的特徴や性差 | 形式的平等 | 貢献や功績 | 個人の尊重 | 公正の真の意味と状況の特殊性 | | |
| **スーパー：職業的発達段階** | | | | | | | |
| 0～14歳 | 15～24歳 | 25～44歳 | 45～64歳 | 65歳～ | | | |
| 成長期 | 探索期 | 確立期 | 維持期 | 下降期 | | | |
| **マーラー：母子の分離―固体化過程** | | | | | | | |
| ～1か月 | ～6ヶ月 | ～1歳 | ～1歳半 | ～2歳 | ～3歳 | | |
| 自閉期 | 共生期 | 分化期 | 練習期 | 再接近期 | 個体化期 | | |
| **フロイト：リビドーの発達段階** | | | | | | | |
| 0～1歳半 | 1歳半～3歳 | 3～6歳 | 6～12歳 | 12歳～ | | | |
| 口唇期 | 肛門期 | 男根期 | 潜伏期 | 性器期 | | | |

めだけに以前の発達段階の習慣に後戻りしてしまう「悪性の退行」という2つの防衛機制の概念をおさえておきましょう。図1は，患者がいずれも2という発達段階にいるため，現場で観察される徴候には差がありません。しかし，固着では3段階以降の発達をとげていませんし，退行では4段階まで発達を遂げたあとに2段階に後戻りしており，現場で観察される徴候には差はないものの，その機序はまったく異なります。いずれの防衛機制も，その人が主観的な安

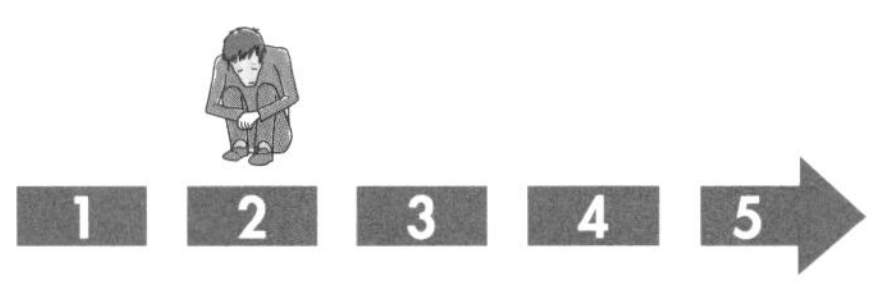


固着

なんらかの要因によって，ある発達段階に執着してしまう状態を「固着」といいます。固着が起きると，発達段階はそこで停止してしまいます。

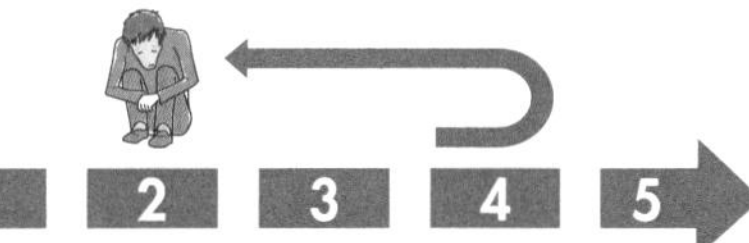


退行

現実的な欲求不満や困難な状況に直面して不安になり，以前の成長段階の習慣に後戻りしてしまうことです。良性の退行（健全な退行）と悪性の退行があります。

**図１　発達段階を理解するうえで重要な２つの防衛機制**

寧を得るために無意識的に用いているものであることを忘れてはいけません。

## まとめ

エリクソン一辺倒では適切な発達段階アセスメントはできません。私たちが問題としている，患者のその状態は，どの発達段階理論でとらえれば患者の理解が進んで，患者にとって恩恵あるかかわり方を見つけられるのか。それをよく考えて理論を選んでください。そうしないと「机上の空論」を選んでしまうことになります。

## 次号の予告

リカバリーは，精神保健医療福祉の領域でとても重要な概念・考え方です。

## トピックス

ニコチン依存症のデジタルを活用した治療についてご紹介します。

〈引用・参考文献〉

1）武藤教志編著：他科に誇れる精神科看護の専門技術 メンタルステータスイグザミネーションVol.1．精神看護出版，2017.
2）武藤教志：改訂 専門的な思考を鍛える看護のためのフレームワーク．精神看護出版，2016.

〈トピックス引用・参考文献〉

1）武藤教志編著：他科に誇れる精神科看護の専門技術 メンタルステータスイグザミネーションVol.1．精神看護出版，p.374，2017.
2）武藤教志：改訂 専門的な思考を鍛える看護のためのフレームワーク．精神看護出版，p.90，2016.
3）武藤教志編著：他科に誇れる精神科看護の専門技術 メンタルステータスイグザミネーションVol.2．精神看護出版，2018.
4）株式会社CureApp：https://cureapp.co.jp/（2020年10月29日最終閲覧）

# MSEを実践するためのトピックス No.12

## デジタル療法とニコチン依存症

深田徳之 ふかだ のりゆき

医療法人誠心会あさひの丘病院・神奈川病院（神奈川県横浜市）精神科認定看護師

世界初！　医師が処方するスマートフォン専用治療アプリが2020（令和2）年8月21日に薬事承認されました！　名称は「CureApp SC ニコチン依存症治療アプリ及びCOチェッカー」と長い（笑）。一般名は「禁煙治療補助システム」といいます。開発したのはCureAppという2014（平成26）年に現役医師の佐竹晃太氏が創業したMedTechベンチャー企業です。

このCureApp SCは，呼気中の一酸化炭素（CO）の濃度を計測するポータブルCOチェッカーと患者用アプリ，医師用アプリの3つで構成されています。使い方は，まず患者がアプリをスマホにダウンロード。医師がそのアプリの「処方コード」を発行し，それを患者用アプリに入力してログインします。そして患者が体調やタバコを吸いたい気持ちの強さなどをスマホに入力すると，内容に応じてアプリが「つらいですよね」という共感や「ガムを噛みましょう」や「深呼吸しましょう」というコーピングの提案をしてくれます。こうしたことがMSEの心理的反応の“行動変容のつまずき”を最小限にしてくれます。行動変容に関する汎理論的モデルでは，実行期には「褒美」や「逆条件づけ」などの行動変容プロセスが有効とされており，きっとそういったメッセージを送ってくれるのでしょう。行動変容については，『MSE Vol.1』[1]と『看護のためのフレームワーク』[2]を参照してください。

さて，ニコチン依存症は薬物依存症の1つで，その依存性の強さは麻薬と同程度と言われており，身体的依存と心理的依存の2つがあります。

身体的依存の離脱症状には禁煙補助薬チャンピックス®（一般名：バレニクリン）が有効です。タバコの煙に含まれるニコチンは人体に入るとニコチン性アセチルコリン受容体（以下，nAChR）に結合します。nAChRにニコチンが結合すると快楽や満足感をもたらす報酬系のドパミン神経経路が活性化し，これがニコチン依存を引き起こします。ニコチンの作用でドパミン神経経路の活性化がくり返されるとシナプス後膜のドパミン受容体数が減少し，受容体の感受性が低下します。こうなると快楽や満足感が得られにくくなり，喫煙者はニコチンを渇望し，ニコチンが欠乏することで精神的・身体的な不快な離脱症状を感じるようになります。こうして離脱症状を和らげるために喫煙をくり返してしまい，「ニコチン依存症」になってしまうのです。チャンピックス®はnAChRに結合する部分作動薬で，脳内にニコチンが入ってもnAChRに結合することができず，ドパミン神経系の活性化を防ぐので喫煙者がタバコを吸っても快感や満足感が得られにくくなるのです。また，部分作動薬なので，ニコチンが結合したときよりも少量のドパミンを放出させ，禁煙に伴う離脱症状やタバコに対する切望感を軽減します。

心理的依存への介入は，禁煙にくじけそうになったときにタイミングよくなされるといいのですが，外来診療ではそうはいきません。そこで，治療アプリCureApp SCは専門家がかかわれない“治療の空白時間”を埋めるように行動変容を支援するのです。

ニコチン依存症の薬物治療と喫煙から禁煙への行動変容を支援するアプリがパッケージになり，治療効果，禁煙継続率を向上させるわけです。

（監修：武藤教志）

close up
クローズアップ

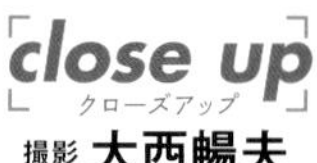

撮影 大西暢夫

# 訪問看護ステーション和来ふえふき

山梨県笛吹市

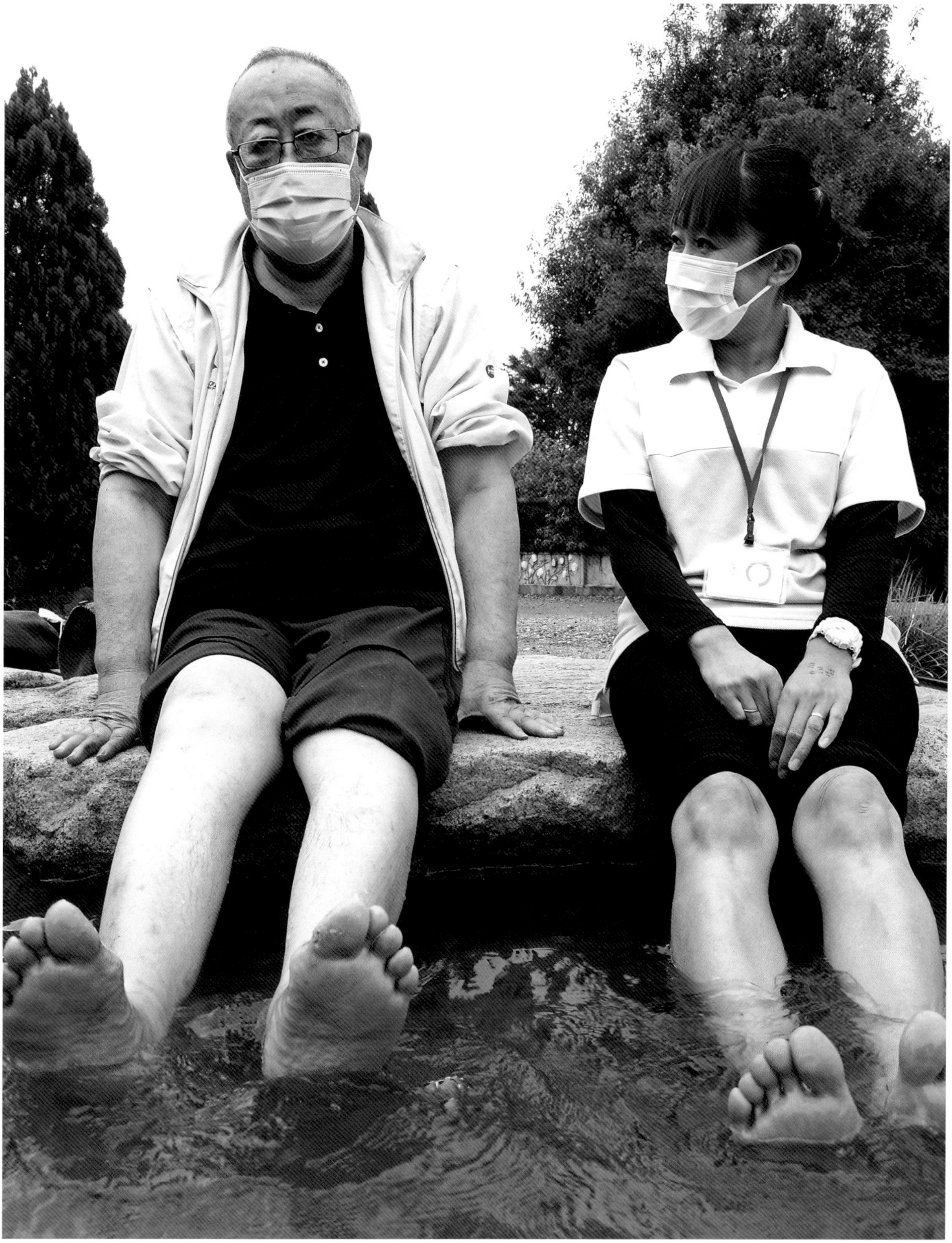

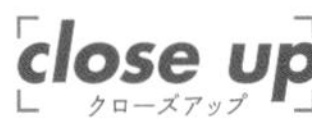


訪問看護ステーション和来ふえふき（以下，ふえふき）の管理者で，精神科認定看護師の渡邊恭佑さんは振り返る。「まだ愛知県で訪問看護の修業をしていたときに，自殺をしてしまった利用者さんがいました。ちょうど金曜日に私が訪問に入って，翌月曜日のことでした」。家族からは「訪問看護にはよくしてもらった」という言葉をもらったが，悔し涙を流した。デスカンファレンスでも「ご本人は苦しかったけど，救われたのでは」ということを言われたが，納得ができなかった。「利用者さんと訪問看護師が向き合うことのできる数十分の時間。利用者さんにとって1日のうちのこのたいせつな時間に対して，全力を費やす」そう決意を新たにした。だから，従来的な「家に行ってバイタルをはかって，服薬を確認する」といった通り一遍の訪問看護ではすまさない。フットケアが必要だが自宅の設備上，満足に風呂場に入れない利用者がいれば，地域の公園の無料の足湯にも同行するし，夫婦で社会から孤立しがちな利用者がいれば，ほかの訪問看護の利用者を募って，連れ立ってカラオケにも行く。対人関係に困難を抱えている利用者がいれば，手紙のやりとりをする。『スタバ』で働きたいという希望があれば，一緒に行く。「家で話をするよりも，自然とその人の言葉が出てくるんですよね。その言葉のなかに利用者の本音が出てくると思うし，その本音をチャッチできれば，彼らが望む本当の支援を提供することができると思うんです」。

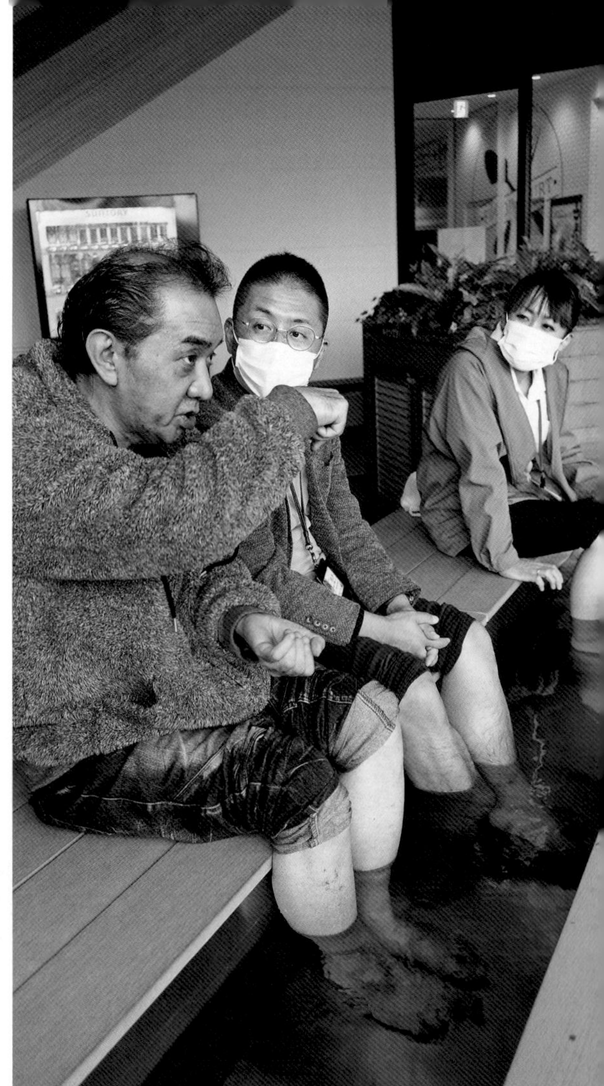

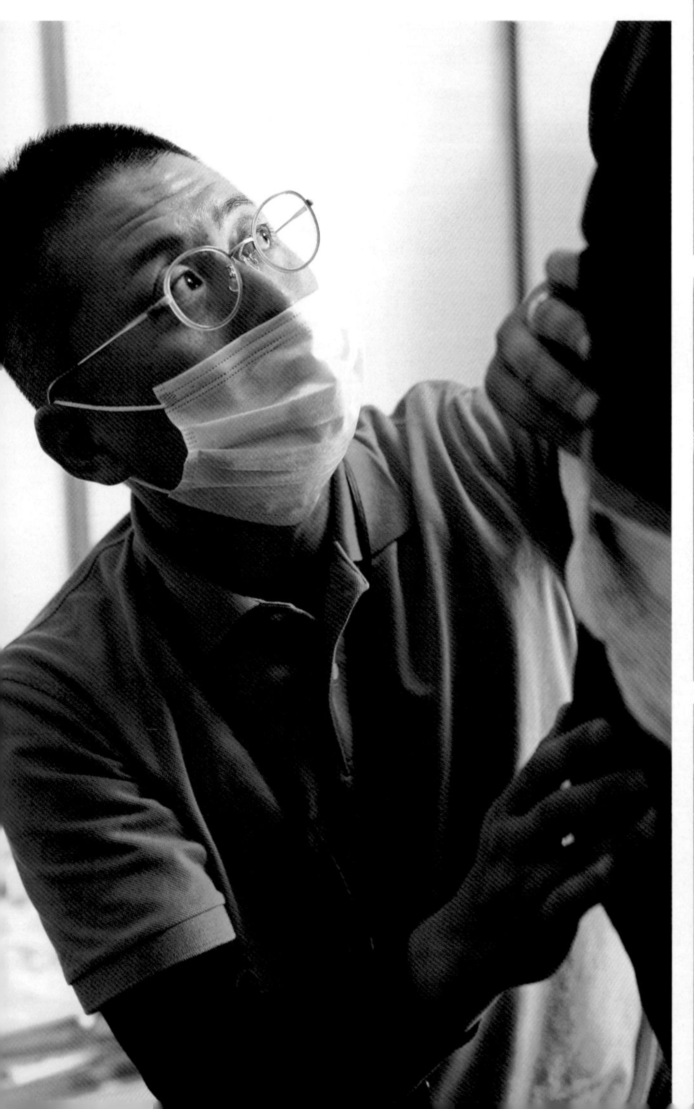

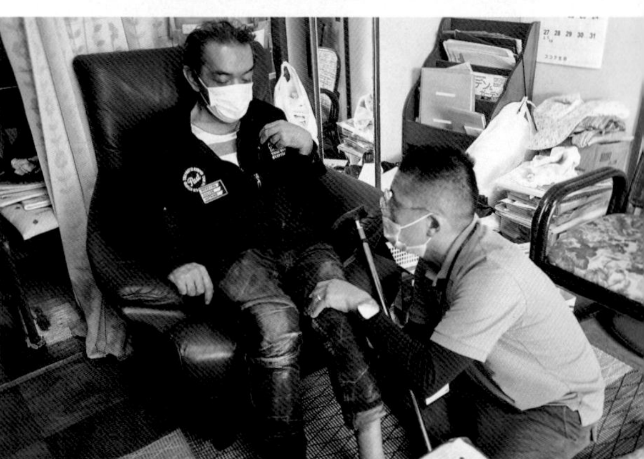

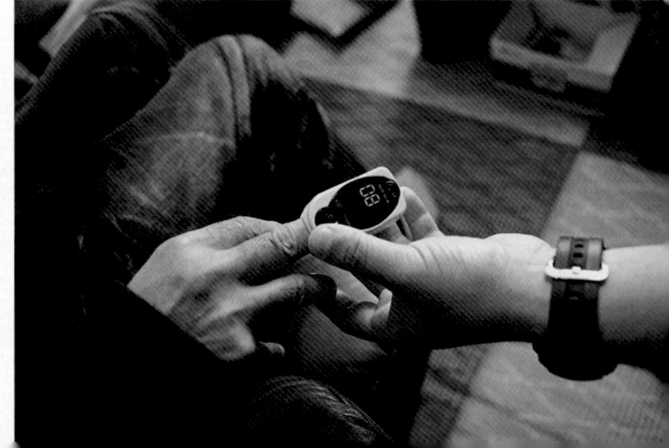

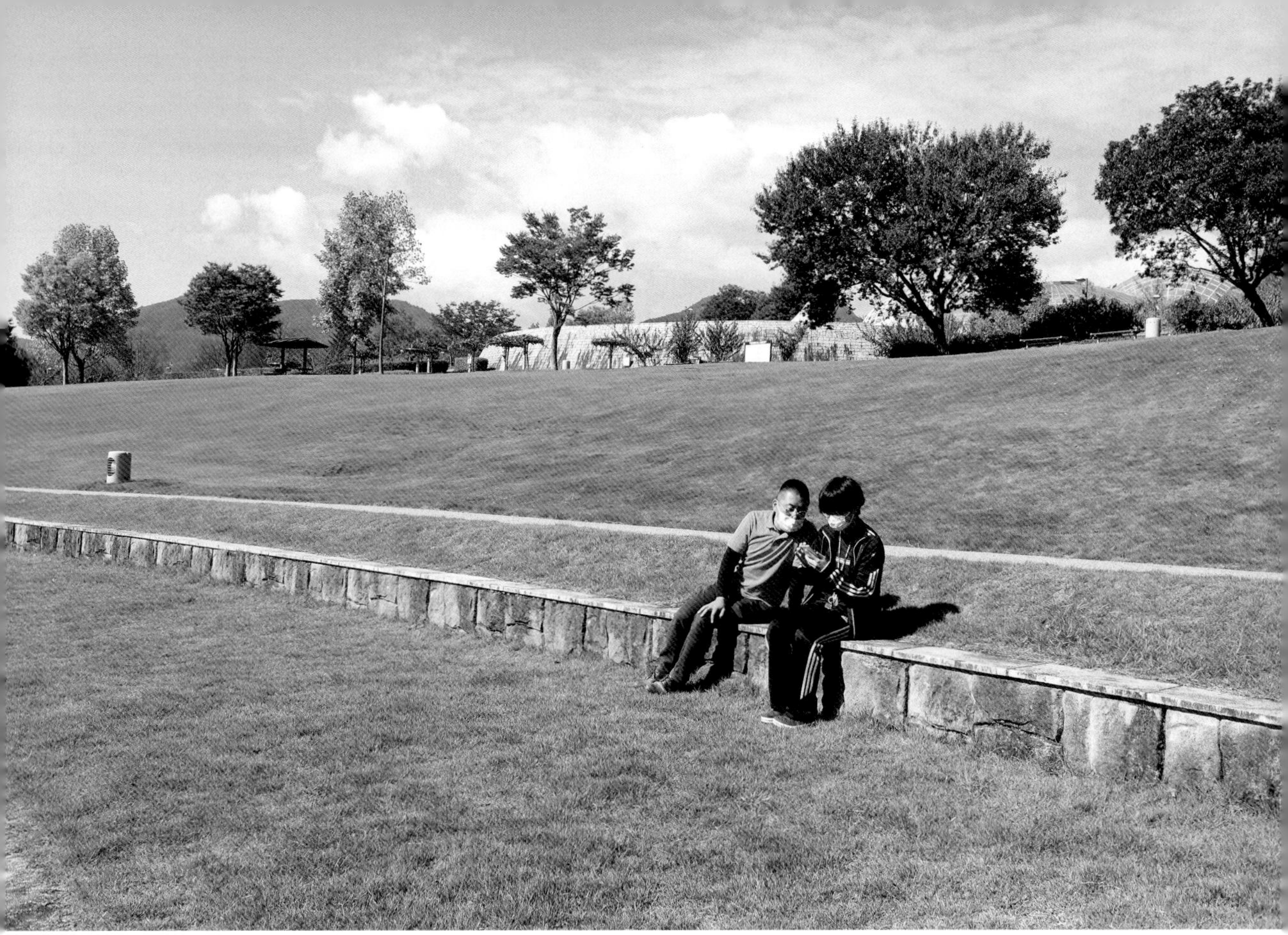

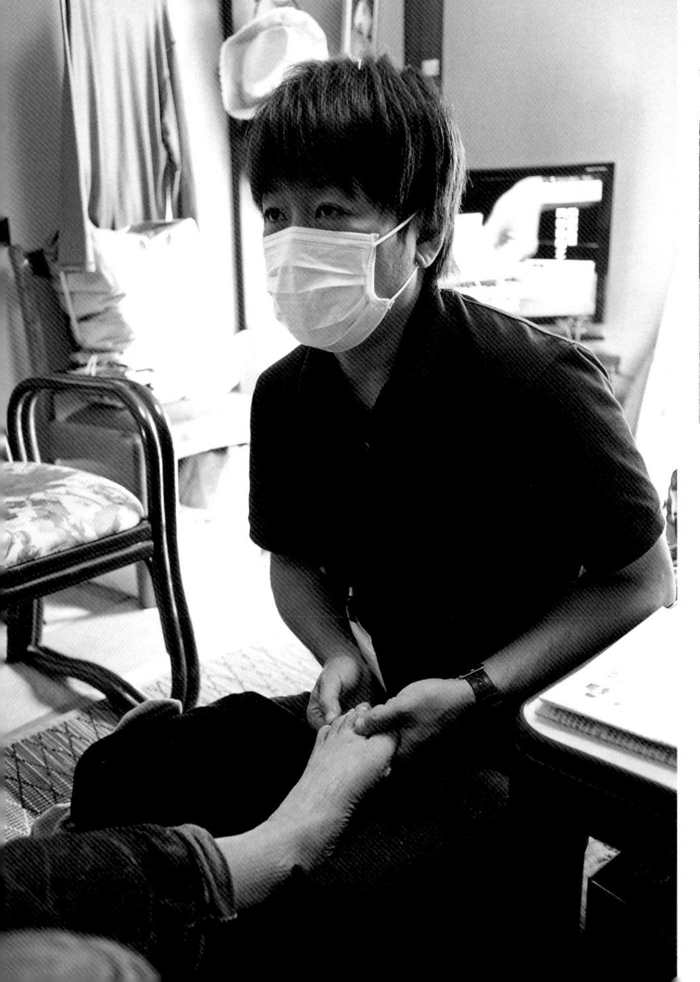

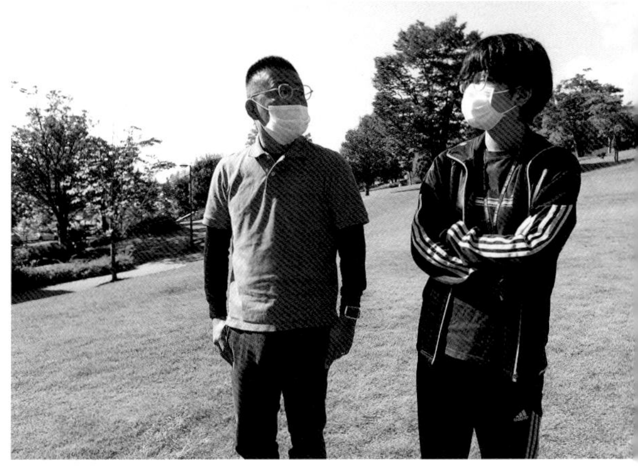

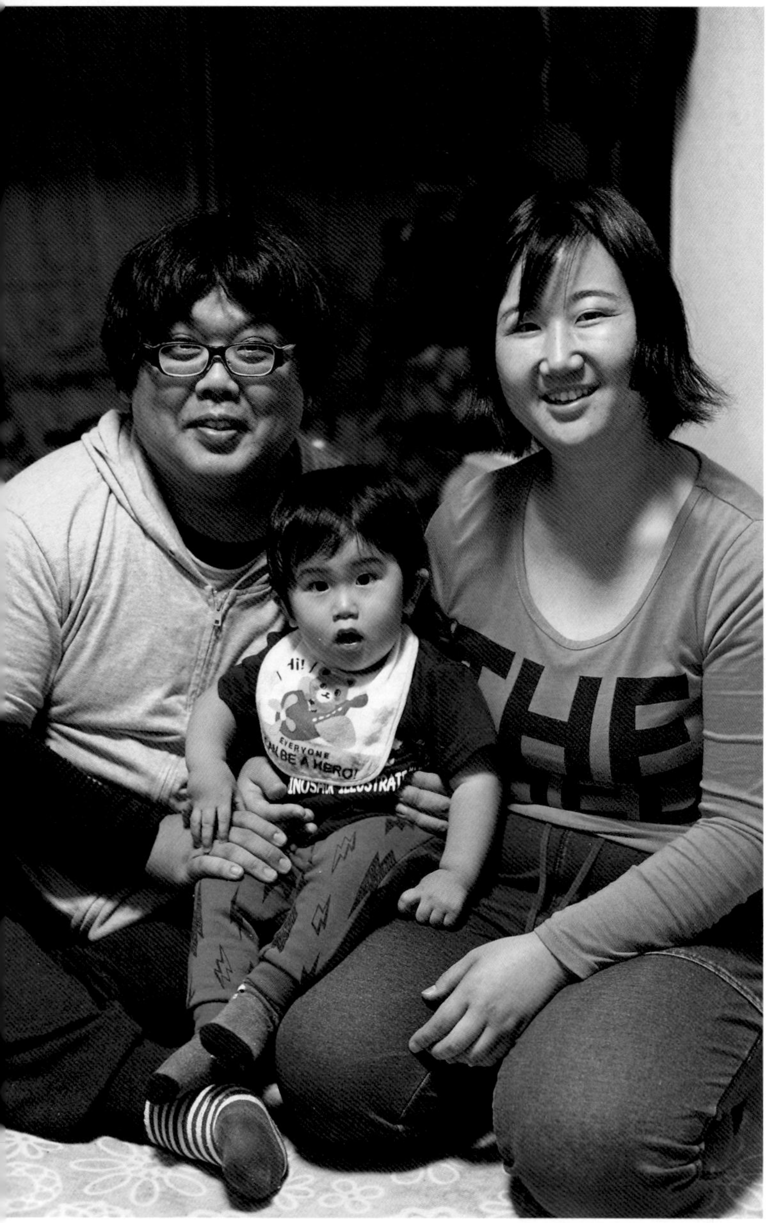

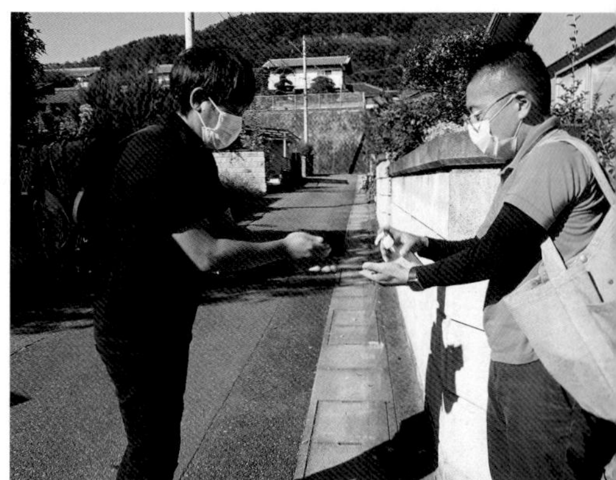

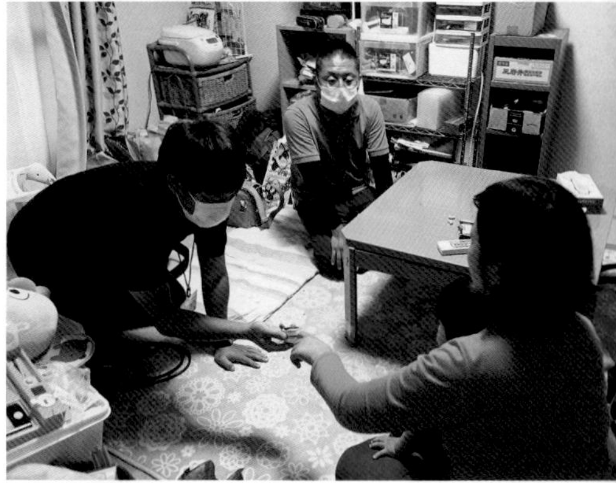

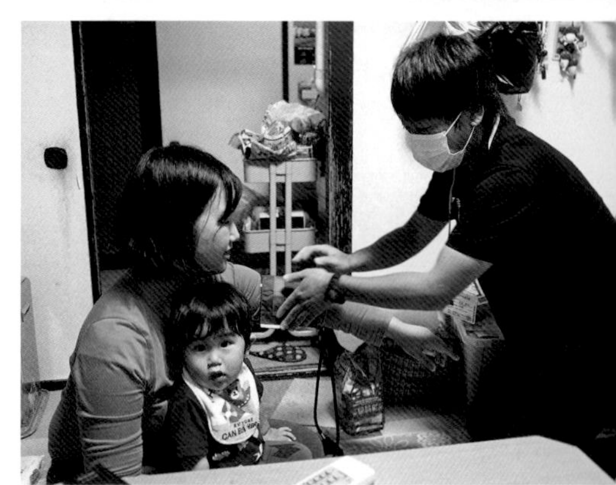

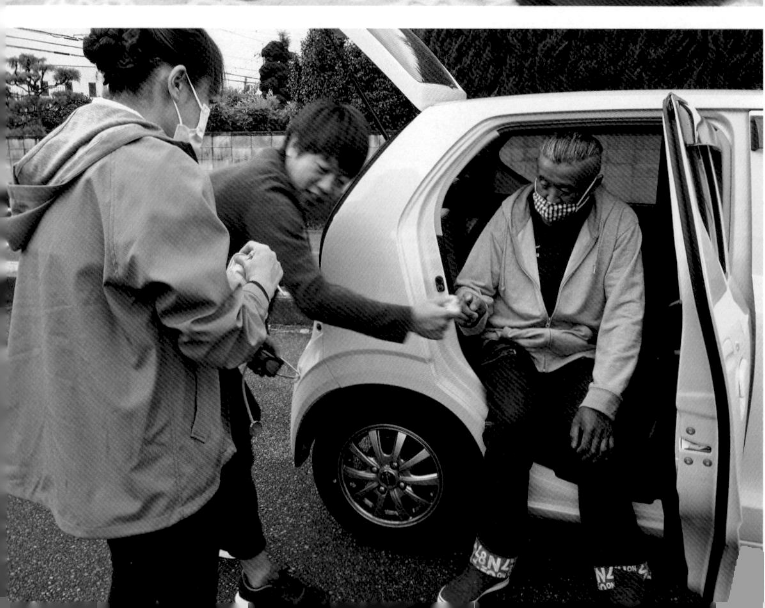

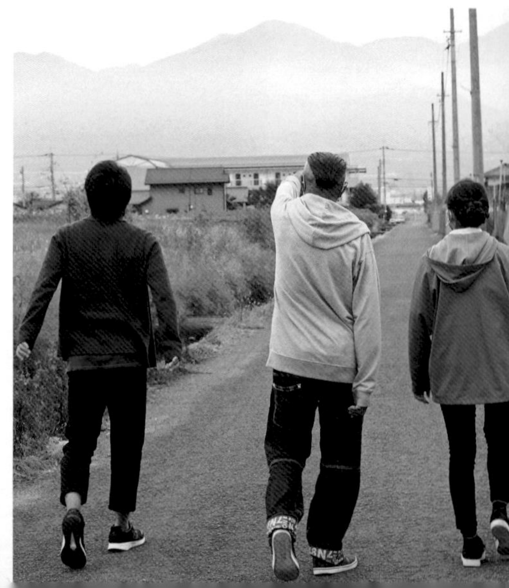

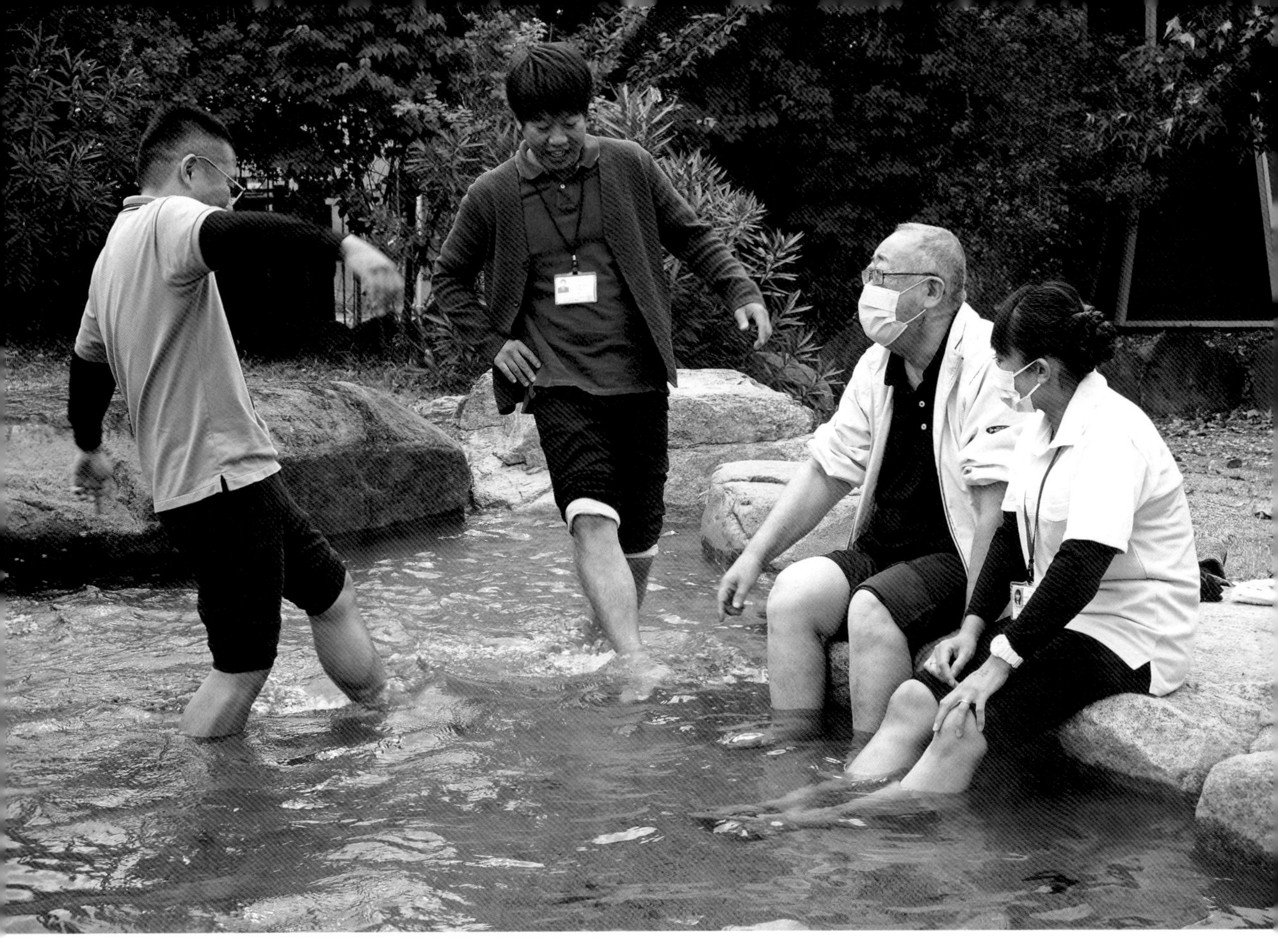

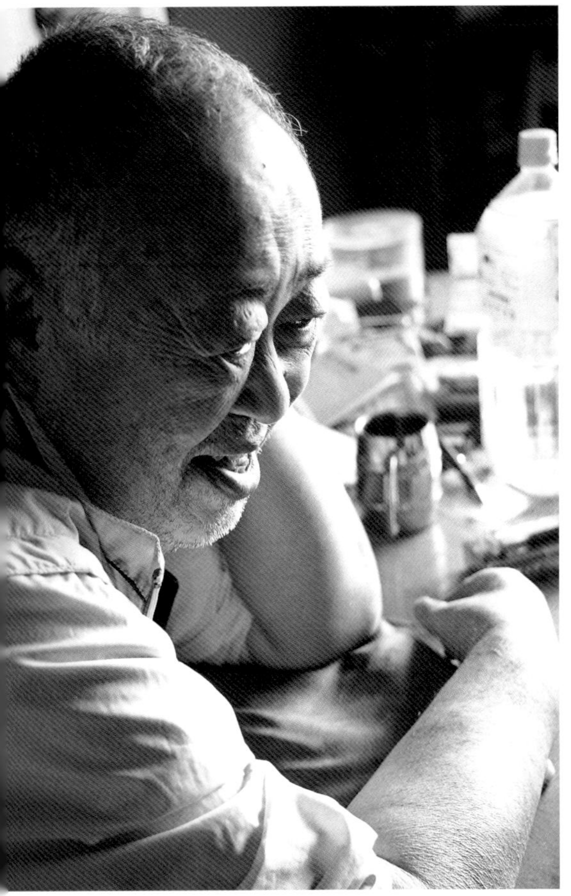

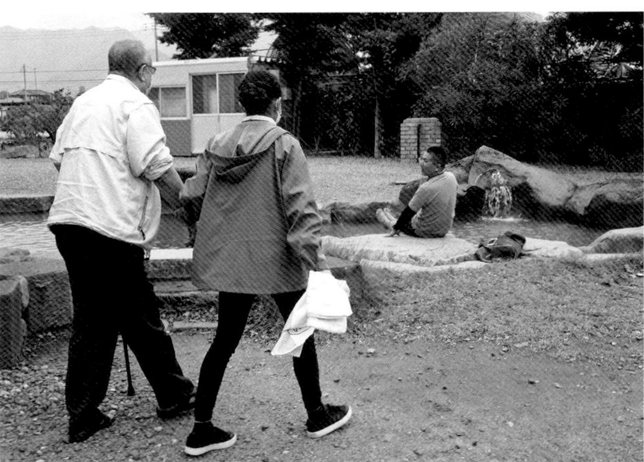

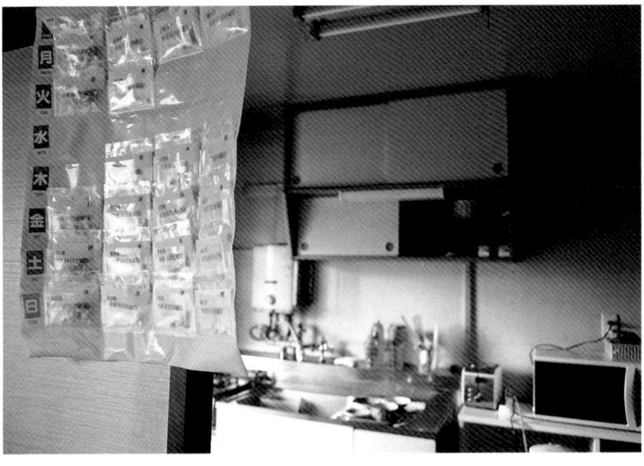
月
火
水
木
金
土
日

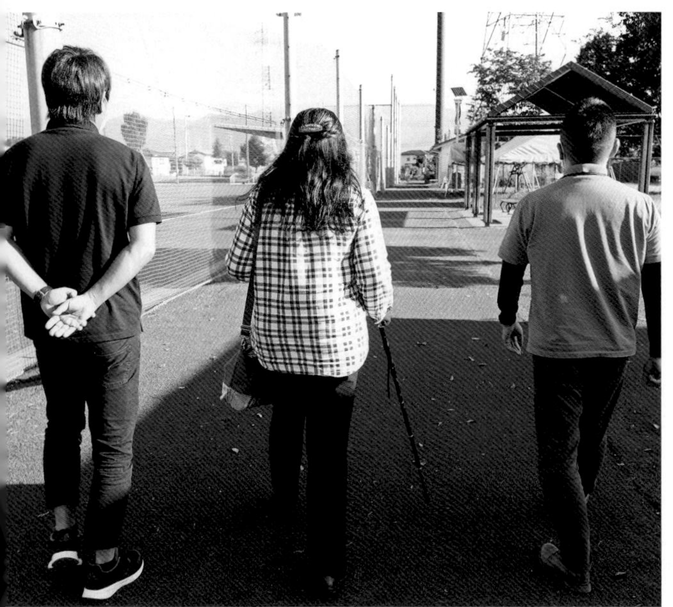

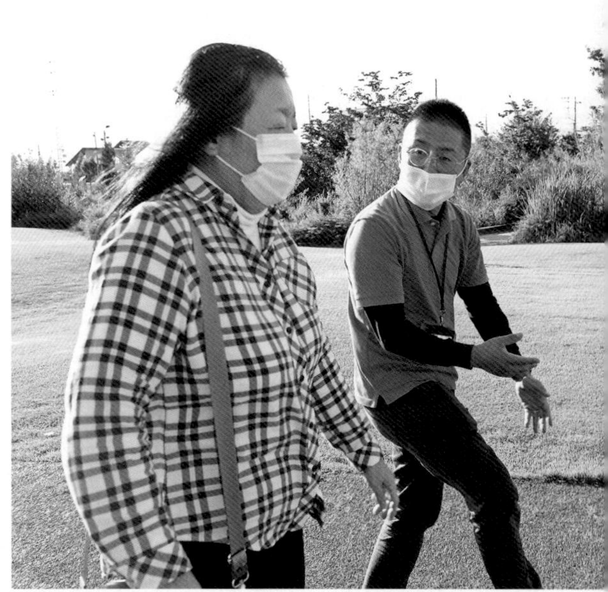

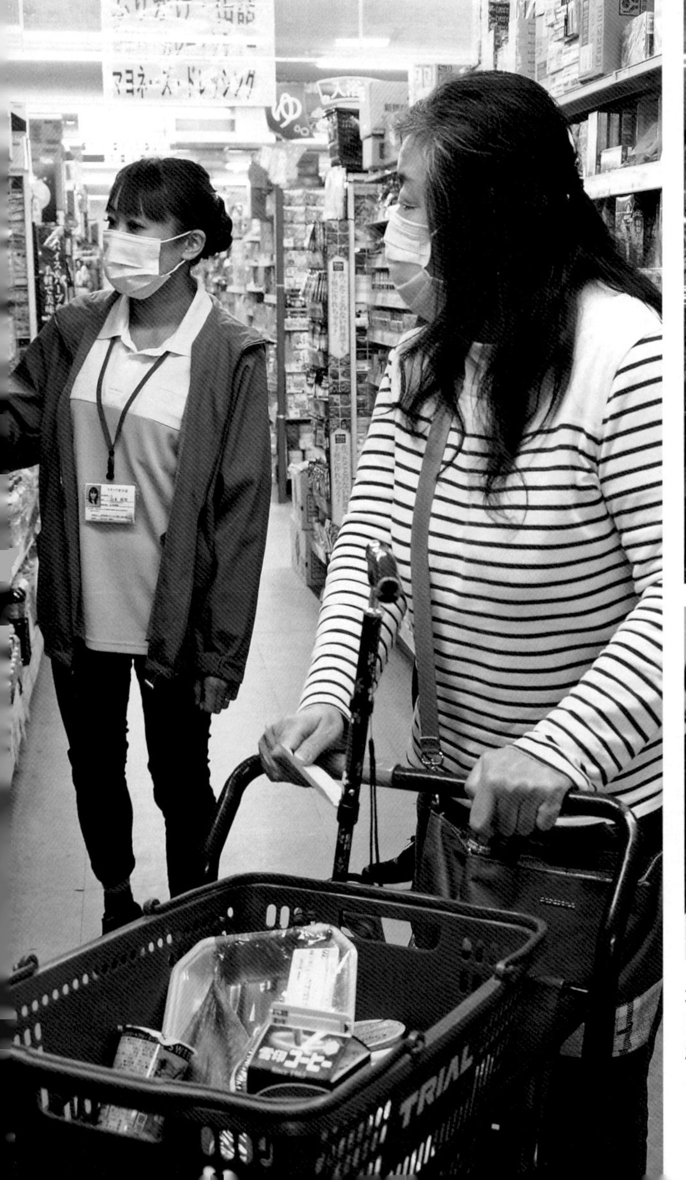


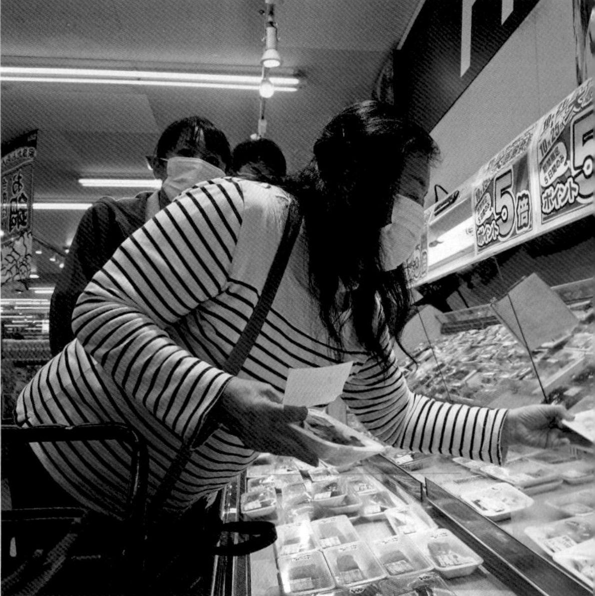


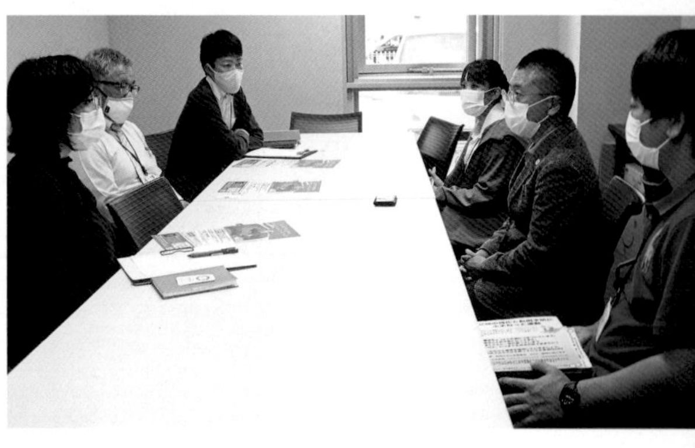

地域や行政・福祉から「見える訪問看護」であるためには，訪問看護側からの積極的なアプローチが必要だ。この日も行政に赴き，精神科訪問看護の果たすことのできる役割について伝える機会をもった。

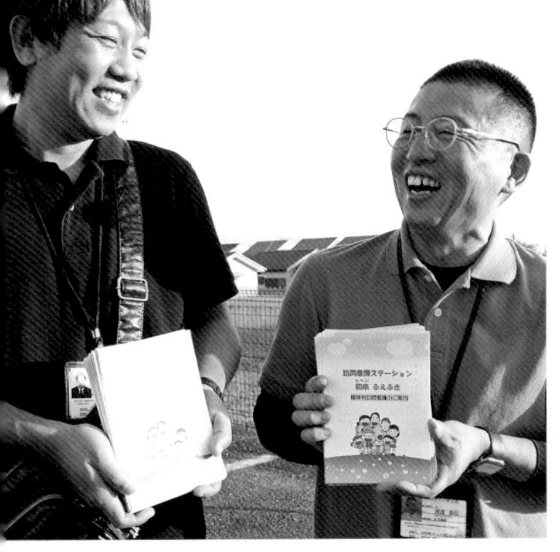

「訪問看護，特に精神科の訪問看護って地域ではびっくりするほど知られていないんですよ」。ふえふきを紹介する約2万枚のチラシのうち，すでに半数は配り終えた。集合住宅や住民の多く集う場所である市役所や公民館にも置かせてもらった。コンビニエンスストアでは店長に本社とかけあってもらって，レジ横の目立つ場所に置いた。「こうした活動をしていると道端で『実は，うちも認知症のばあちゃんをみててさ，たいへんなのよ……』と声をかけられることもあるんです。本当に支援が必要であれば，そこからさまざまな機関につなげていくこともできます」。「びっくりするほど知られていない」のであれば，地域住民にとって医療・福祉へのアクセスする動線をつくることも，今後の訪問看護師の役割といえるのだろう。

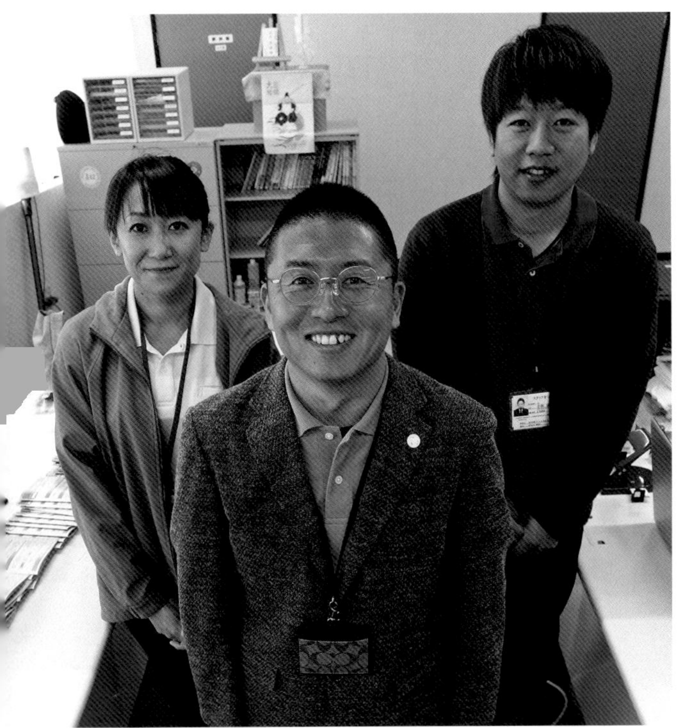

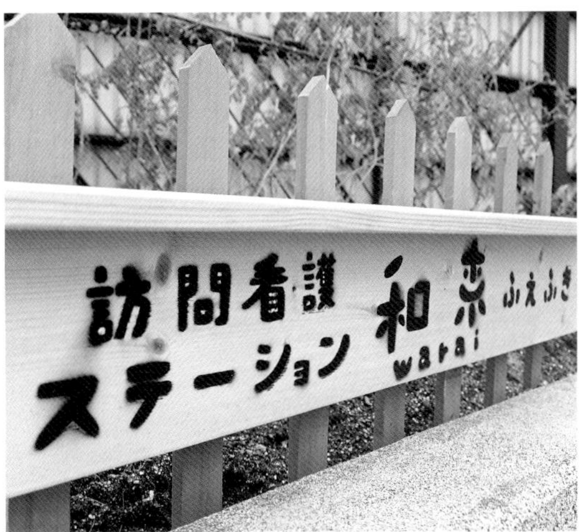


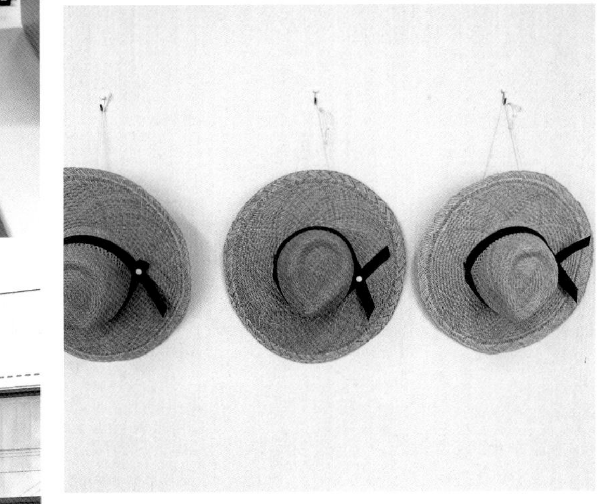

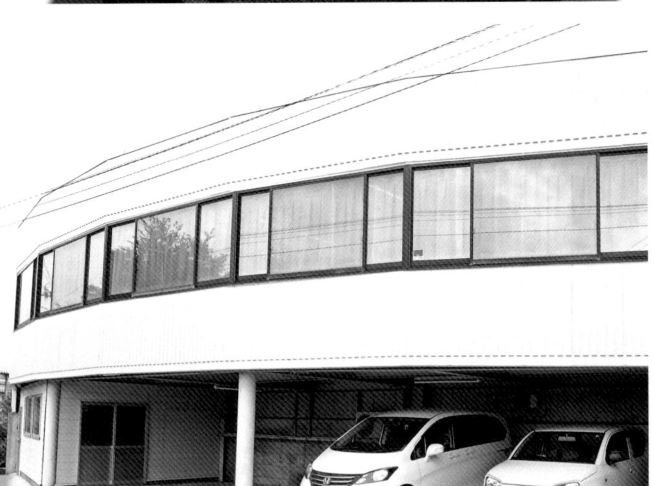

訪問看護ステーション
和来ふえふき

〒405-0076 山梨県笛吹市一宮町竹原田1797-1
TEL：055-225-3768　URL：https://warai.life/
●従業員数：3名（2020年11月現在）
● Facebook：@houmonkango.warai.fuefuki
LINE：訪問看護ステーション和来ふえふき
＊友達追加をしていただければ，直接LINEで相談ができます。
Instagram：@houmonkango.warai.fuefuki

「close up」クローズアップ

# つながりと変化をもたらす訪問看護をめざして

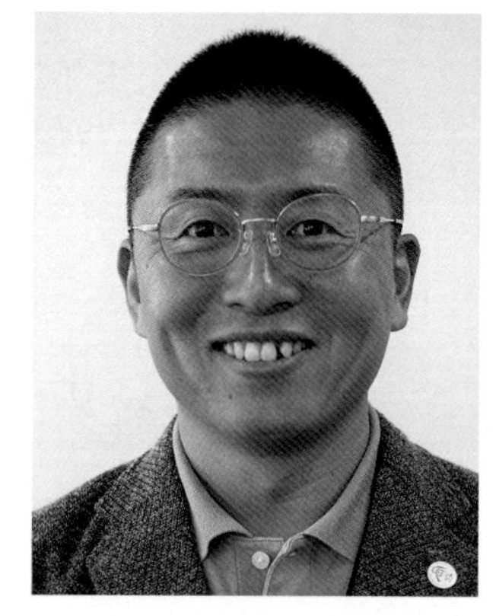

訪問看護ステーション和来ふえふき 管理者
渡邊恭佑 さん

訪問看護ステーション和来ふえふき（以下，ふえふき）は2020（令和2）年7月に開所しました。母体は，愛知県に5つのステーションをもつ「訪問看護ステーション和来」で「ふえふき」は愛知県外では，はじめての開業となります。訪問の範囲は，笛吹市，山梨市，甲州市，甲府市，そのほかの地域は要相談となります。

訪問看護に従事する以前から，「精神科では病名が先にきて，『その人そのもの』をみることができていない」と思っていました。カンファレンスなどで「では，この患者さん，どういう人なんだろうね」と投げかけても，誰も答えられない。それに違和感をもっていました。精神科の看護師は病気のつらさをケアすることも大事な仕事ですが，「人そのもの」が見えていなければなりません。この視点は地域に働く場を移してからいっそう強くなっています。

「和来」という屋号の由来は「人と人とのつながり（和）を地域に持って（来）る」「笑いを引き出し心の体力を養う」というものです。利用者はもちろん，その方を取り巻くわれわれも自分らしく生きられるような社会をどうすればつくれるのか。利用者が社会的な孤立を感じているならば，人と人とのつながりをつくる支援を考えますし，利用者が自分らしく生活できることを，医療・福祉制度が阻んでいるのであれば，その制度を変えていくよう働きかける，これが私たちの基本姿勢です。

病院から地域に出てみて，訪問看護を必要としている人がアウトリーチにつながらない要因の1つとして，病院と地域の連携の不十分さがあるということを痛感しています。その結果として，利用者の希望がないがしろにされたり，自己決定の機会を奪われてしまうという場面も目のあたりにしています。また，「この制度がもう少し柔軟であれば，利用者さんは生活しやすくなるのに」と思う局面が増えました。そこで，まずは連携のために（精神科）訪問看護を知ってもらう活動をはじめました。連携するにしても私たちにできることを知ってもらわなければなりませんから。そして実感したのは，（精神科）訪問看護に何ができるのか，驚くほど届いていないことです。そのため直接アポイントをとって，近隣の市の担当者，市長に直接説明をするなどの活動を通じて，いくつかの制度を変えた実績を残しています。

ただ行政とのやりとりで痛感しているのは，窓口になる行政の担当者は数年単位で配置換えとなり，ある程度構築していたシステムや連携が，またゼロとなってしまう状況です。現在800人を超える精神科認定看護師がいるわけですが，私がいま検討しているのが，そうした専門的知識をもつ看護師がなんらかの形で行政の窓口を継続的に担っていく体制をつくることです。「その体制を実現するには，まずは渡邊さんたちがモデルをつくり実績を積んでいくことが大事だ」という医療福祉の政策立案の専門家からの助言を受け，実際に動き始めています。近々，県議会議員と話をする機会を設けて，訪問看護師が社会のなかで，障害を抱えた方が安定した地域生活を送るために果たすことのできる役割について説明を行う予定です。

# 精神科看護 THE JAPANESE JOURNAL OF PSYCHIATRIC NURSING グラビアページの取材協力のお願い

月刊『精神科看護』では1998年6月号（通巻69号）より，「クローズアップ」と題して全国の精神科病院・施設を取材してきました。「その場所で行われているかかわりは患者・利用者の表情にあらわれる」というコンセプトのもと，患者・利用者さんの豊かな表情を広く読者に伝えるとともに，患者・利用者さんとかかわる医療者の姿，そして病院・施設が果たしてきた役割やその実践に焦点をあてた取材を続けています。みなさまの病院・施設の活気ある姿，また日々奮闘するケアの実践・現場を，この機会にぜひ紹介されてみてはいかがでしょうか？

## 01 ご応募いただいたら

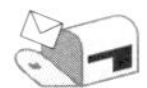

まず取材日程の調整と並行し，病院・施設のどのような点をクローズアップするかを打ち合わせさせていただきます。そのうえで正式な依頼状（公文書）をお送りいたします。

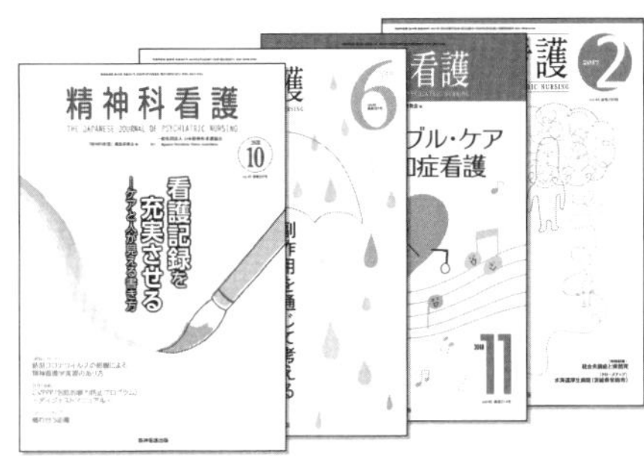


## 02 取材当日は

担当編集者と写真家の大西暢夫氏がおうかがいします。基本的には事前のスケジュールにそって取材を進めさせていただきます。取材は概ね2日間となります。事前に許可をいただいている場合でも，患者・利用者さんとお話・撮影させていただく際には必ずご本人から許可を得て行います。

## 03 写真の確認は

当日撮影した写真のカラーコピーをお送りします。掲載可能なお写真を選択いただき，ご指示ください（一度目の確認）。その後，編集部で使用可能な写真から数点をピックアップし，誌面レイアウトを作成します。このレイアウトの段階でも再度写真掲載が可能か確認させていただきます（二度目の確認）。

## 04 できあがった雑誌は

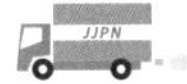


5冊謹呈いたします。またグラビアページのみを冊子体としたもの（抜き刷り）も希望部数分が作成可能ですので，ご要望があれば担当編集者にお申しつけください（抜き刷りは有料となります）。

## 写真家紹介

大西暢夫（おおにし のぶお）

1968年，東京生まれ，岐阜で育つ。東京綜合写真専門学校卒業後，写真家本橋誠一氏に師事。2001年より月刊『精神科看護』のグラビア撮影を始める。2004年，写真絵本として発表された『ひとりひとりの人　僕が撮った精神科病棟：大西暢夫　文・写真』も，各方面から高い評価をいただいています。

2010年に刊行された写真絵本『ぶた にく（幻冬舎）』では第58回産経児童出版文化賞と第59回小学館児童出版文化賞をW受賞。

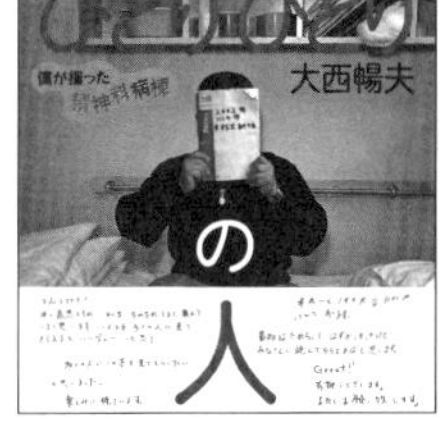


※データ化された写真は信頼性の高いセキュリティのもとでサーバーに保管されます。また，データの社外への流出を避けるため，データの移動の際にはインターネットを使用せず，必ず保存用デバイスでやりとりを行う社内規定を設けています。こうした高いセキュリティ管理に関しては，社外関係企業にも同様に要請しています。

## お申込みおよびお問い合わせ

（株）精神看護出版編集部（担当：霜田）

〒140-0001　東京都品川区北品川1-13-10　ストークビル北品川5階

Tel:03-5715-3545　fax:03-5715-3546　E-mail:ed@seishinkango.co.jp

特別記事

# オンライン勉強会の体験から②

前号に続いて，今回はオンラインの勉強会の振り返りを紹介します。次号では，事例検討会を継続しているグループの各メンバーから，体験のなかで悟られた気づきについて語っていただきます（編集部）。

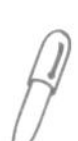

## オンライン事例検討会の振り返り

Zoomを使って会議をしている人のほとんどがそうであるように，私たちのオンライン事例検討会も新型コロナウイルス感染症による影響により，はじめは仕方なくとられた手段だった。

新型コロナウイルス感染症により集会が自粛されるようになると，それまで聞いたことのないZoomという名前が人々の間で急に使われるようになった。Zoomで会議ができるらしい，学校で使われているようだといった情報が入ってきた。はじめは，「個人情報に関する対策は十分なのか」「操作は難しくないのか」「不測の事態が起きたときに自分たちだけで対処できるのか」などの憶測や不安があった。しかし，オリエンテーションから開始し，Zoomをうまく使えなくてあたりまえ，失敗は笑ってしまえという助け合う関係が築かれた。

◎〈執筆者〉
栗原淳子　くりはら じゅんこ
東京医科歯科大学大学院保健衛生学研究科 院生（東京都文京区）

オンライン事例検討会を実際にやってみると，URLをクリックしても入れない，入るまでに時間がかかる，インターネットの接続が不安定で声が聞きとりにくいなどの問題があった。また，画面に映し出された自分の顔がほかの参加者に見られていると思うとうろたえたが，回数を重ねるうちに慣れていった。さらに私は，事例検討会とは違って，オンラインの事例検討会では臨場感や感情の動きは伝わらないだろうと思っていたのだが，実際に会っているときとさほど変わらないという感想をもった参加者が多かった。

## よい点と問題点

Zoomを用いたオンラインによる事例検討会のよいところは，なんといっても移動にかかる時間と労力が省けることだ。仕事が終わってから急いで電車を乗り継いで会場に行かなくて済む。帰宅時間を考えて気が重くなることはないし，目立たず参加し，退出することができる。ほかにも，コピー不要で資料を共有できる，紹介したい書籍を本棚から取ってきて提示することができるなどの利点がある。さらに，万が一相手と意見が対立し，相手を怒らせるようなことがあったとしても，相手が自分に迫ってくるような圧迫感を感じなくて済む。さらに，対面では，相手の目を見て話そうとするので精神的な緊張が伴うが，オンラインでは，さほど気にしなくていい。このような事情から，コミュニケーションが苦手な人にとってオンラインは精神的なストレスが少なくて済むのかもしれない。一方で，Zoomの場合は画面に映った自分を客観視せざるを得ないため，メタ認知を強制されることになり，緊張するという人もいた。

Zoom使用の難しさについては，レスポンスのタイミングがつかめず，発言が重なってしまうという声が多かった。相手に発言を譲るつもりで発した「どうぞ」の声さえかぶってしまう事態が生じる。これは対面の会話でもあることだが，Zoomのほうが話し出すタイミングの見極めが難しく，発言が重なってしてしまうことが多い。ここ数か月，Zoomを使う経験は積み重ねてきているが，この問題はいまだに解決できていない。また，画面のバックに家の間取りが映ってしまう，家族が出てきてしまうなど，プライベートな情報がもれてしまうこともあったが，既成の背景画面を入れることで解消できた。情報保護についても，IDとパスワードを毎回変えるなどの対応で安全が保たれるようになってきている。

## 実際のオンライン事例検討会

オンライン事例検討会の参加者の多くは，自分の言葉が相手にどう伝わったのかがわかりづいことから，自分の言葉に自信がもてず不安になっていた。対面のほうが，相手の反応やその場の雰囲気から自分の言葉が相手にどう伝わったのかがわかりやすいという感想だった。参加者が同じ空間を共有しているほうが非言語的な情報が入ってくるので，会話が成立しやすいようである。Zoomで会議室と称されている共有の場は，実際のところ参加者の顔だけが並べられた小さな画面の集合体にすぎない。もっともオンラインでも，発言のタイミングを工夫し，言葉を選び，ジェスチャーを取り入れることはできる。また，ほかの人に言葉を補って助けてもらうことや，装備された機能を使って伝えることも可能である。ただし，オンラインでは，言いたいことが本当に伝わっているかどうかが把握しづらい。それで，つい明瞭な強い響きのある言葉を選んでしまいがちになる。質問する言葉にも力が入ってしまうため，事例提供者にとっては責められているように感じるのではないかという意見も出た。

対面の事例検討会では，事例提供者の隣に司会者がいて，事例提供者の様子を見ながら，緊張を和らげるような言葉をかけるなどの介入が可能である。Zoomでは得られる情報は顔だけに限られてしまうので，対面に比べて事例提供者の思いを把握することが難しい。オンライン事例検討会の場合は，事例提供者に正直に自分の感情を語ってもらわないとわからない場合がある。司会者からも，表情だけでは発表中の事例提供者の感情はとらえきれなかったという感想が聞かれた。

そこで当の事例提供者に聞いてみたところ，それほど強く言われたという感想はもっていなかったのだが，そこには事例提供者と参加者の関係性も関連していると思われる。したがって，オンラインで事例検討会を行う際には，事例提供者が責められているように感じないように，対面の場合以上に事例提供者の感情に注意を払う必要があるように思う。オンラインでは得られる感覚情報量が限られるので，より細心の注意が求められることになるが，それは参加者にとって共感的理解力を高め，コミュニケーション方法についてとらえなおすよい機会にもなる。オンラインの問題は，自分自身の成長の可能性としてとらえることもできる。

私たちの事例検討会では，感情の伝え合いを大切にしているが，厳密には空間を共有しているとはいえないオンライン事例検討会であっても感情は伝わることが確認できた。オンライン事例検討会の最中に事例提供者が語った落胆や悲しみは参加者にも伝わり，それを受けて心が動いたという認識は多くの参加者に共有されていた。そして，事例提供者と参加者の心がともに動くとき，事例の全体像のとらえ方についても認識が共有されていた。

私たちの事例検討会では，はじめに発表者に患者と自分のかかわりの経過で直面している問題や，具体的なやりとりにまつわる気がかりについて手短に語ってもらう。多くの場合，事例提供者は患者とのかかわりをめぐる困難から，悲観的で自責的なイメージにつくりあげており，それはナラティヴアプローチでいうドミナントストーリーに該当する。そして事例提供者は参加者から患者の症状や問題行動，あるいはケアの評価などに限定されずに，さまざまな視点から質問を受ける。事例提供者はそれらの質問に対して，患者とのかかわりの折々に自分の体験した感情に触れながらできるだけ率直に答えていく。こうして，事例提供者は参加者とともに視野を広げ，患者の将来について見通しを獲得する。それはまさにドミナントストーリーからオルタナティブストーリーへの書き換えであり，事例提供者と参加者が共同してつくりあげた新しい希望のストーリーである。すなわち，事例検討会における流れの転換点とは，ドミナントストーリーがオルタナティブストーリーに変わる瞬間である。そのとき，それまで曇っていた事例提供者の表情がぱっと明るくなり，「そうだったのか」などの気づきの言葉があり，こだわりが吹っ切れた様子が見てとれる。

## オンライン事例検討会は成立するか

私たちのオンライン事例検討会は，必ずしも参加者が同じ空間を共有しているとはいえない状況を抱えながらも会として成り立っていた。宮本眞巳先生が提示している事例検討会の成立要件にそって確認してみたい。

第1の要件は，事例提供者も参加者も率直な自己表現を行うことである。この率直な自己表現は，Rogersがカウンセラーに求められる中核三条件として提示した共感，受容，自己一致のなかでもっとも重視した自己一致に該当する[1)]。自己一致について宮本は，相手の発言で生じた「しっくりこない」という感じ，すなわち異和感に気づいて，それを相手に投げ返すことが重要だとしている。

自己一致は相手を揺さぶることがあるため，Rogersは，相手の自己実現を促すという目標を掲げ，宮本は援助関係を損ねない配慮が必要だとしている。

事例検討会では事例提供者が勇気をもって自分が困っていることを伝えてくれたことに

敬意を表すことや，事例提供者がこれまでベストを尽くしてきた労をねぎらうことが重要である。このような肯定的なフィードバックによってつくられた安心して語り合える雰囲気が，事例検討会を活発なものにしていくはずであり，Zoom事例検討会はこの第1の要件を満たしていたといえそうである。

第2の要件は，提供された事例について包括的な視点に立って検討を行うということである。このために宮本は，参加者の持ち味を活かしながら，4つの役割を分担し合って，事例の全体像を浮かび上がらせるためのシステムを考案した[2)]。その役割とは，事例提供者を心理的にサポートする支持型，事例提供者のケアについて評価を行う査定型，事例提供者に現実直視を促す直面化型，さまざまな発言を整理，統合し，今後の方向づけを行う統合型の4つである。事例提供者に対して肯定的なのが支持型，統合型，批判的なのが査定型，直面化型である。また，判断基準が固定的なのが支持型，査定型，より流動的な傾向を示せば統合型，直面化型である。オンライン事例検討会後，参加者のなかで誰のどの発言がこの4つの役割に該当したかの確認を行ってみたところ支持型が多く，統合型は少ないという偏りはあったが，査定型，直面化型，統合型の役割もそれなりに誰かがとっていることがわかった。

第3の要件は，事例検討を通じて事例提供者が自分の看護体験を再構成していくプロセスに参加者も立ち会うことによって，お互いにエンパワメントし合うことである。オンライン事例検討会後の振り返りで，事例提供者からは，「どうにもならないと思っていたが解決の糸口はいくらでもあることに気づかされた」「励まされて元気が出た」という言葉が，参加者からは，「事例提供者から元気をもらえた」「自分の看護を振り返る機会になった」という言葉が聞かれた。

## そしてこれからも

この会のメンバーのなかには，Zoomによりはじめて知り合った人たちもおり，遠方から参加している人もいる。会場まで足を運ぶ必要はないので集まりやすくなったとはいえ，それぞれに難しい状況を抱えながら，中断することなく続いている。それには，この会が支持的なフィードバックを受けることができ，安心を感じられ，困難にぶつかり失われていた自尊感情やエネルギーを取り戻すことができる場として機能していることの影響が大きい。

オンライン事例検討会を始める前まで，事例検討会は人が集まって空間をともにしないと成立しないと思っていた。新型コロナウイルス感染症の影響により仕方なく始めたことであったけれど，オンライン事例検討会は私たちに発想を転換していく柔軟性の大切さを教えてくれた。これからも私たちは，このように余儀なくされた事態から多くの可能性を見つけていくことができそうである。

次号では，オンライン事例検討会に参加したメンバーから感想を述べてもらう。

〈引用・参考文献〉

1）村山正治，本山智敬，三國牧子編著：ロジャーズの中核三条件 一致—カウンセリングの本質を考える1．創元社，2015.
2）宮本眞巳：看護場面の再構成—感性を磨く技法1．日本看護協会出版会，1995.

# 新型コロナウイルス感染症の集団発生を経験して

## 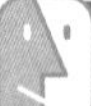 はじめに

医療法人社団心和会八千代病院（以下，当院）では2020（令和2）年8月から9月にかけて，新型コロナウイルス感染症（COVID-19）の集団発生（クラスター）が起きた。国や県のクラスター対策班をはじめ，関係医療機関の感染管理に関するご指導とご助言をいただくことができ，また当院職員の努力により，無事終息を迎えることができた。この間にはわれわれは予想していなかった問題を多数経験し，その解決に奔走する日々が続いた。この経験を公開することで，今後当院と同じ状況に遭遇した精神科病院の一助になることを願う。

◉〈執筆者〉

佐々木和也　ささき かずや[1]
横田香織　よこた かおり[1]
高松将士　たかまつ まさし[1]
牧野 淳　まきの じゅん[1]
加藤久美子　かとう くみこ[1]
山口悦子　やまぐち えつこ[2]
三浦伸義　みうら のぶよし[3]

1）医療法人社団心和会八千代病院（千葉県八千代市）看護師長
2）同 看護部長
3）同 医師・副院長

## 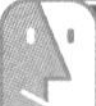 当院の概要

当院は千葉県の北部に位置する八千代市（人口約20万人）にある単科精神科病院である。総病床数は422床，職員数は291名である。COVID-19が集団発生したのは，本館2階に位置する精神療養病棟（閉鎖，57床）で，本稿ではX病棟と仮称した。また，クラスター発生当時の看護部の職員は176名（看護師68名，准看護師36名，看護補助者72名）であった。

## 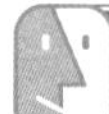 COVID-19集団発生の経過

当院でCOVID-19が最初に確認されたのは，X病棟の看護補助者である。感冒症状を呈したため居住地に近い医療機関を受診したところ，新型コロナウイルスのPCR検査を受けることとなった。陽性と判明したのが2020年8月15日（土曜日）であった。すぐさま保健所より連絡が入り，病院としての対応を迫られた。8月17日（月曜日）の朝には，再来診療を除くすべての診療を停止することとし，以降は保健所の指示にしたがう方針とした。同日午後には保健所の調査と感染指導が早速開始された。8月18日（火曜日）には早くもX病棟の職員2名，患者様3名の計5名の感染が判明し，8月20日（木

曜日）に県より当院でクラスターが発生した旨の報道発表がなされた。以降，陽性者の濃厚接触者を中心に，多数の職員，患者様のPCR検査が行われ，最終的に職員7名（うち，X病棟職員が5名），患者様9名（X病棟入院患者様が8名）の，合計16名の感染が確認された。8月21日（金曜日）の職員の感染の確認を最後に，4週間以上経過した9月12日（土曜日）まで新規発症を認めず，集団感染は終息したものと判断され，9月14日（月曜日）に県より「終息宣言」の報道発表がなされた（入院を含めた通常診療への復帰は，9月7日〈月曜日〉から県の許可を得たうえで行っていた）。この間，感染の確認された患者様9名のうち6名は酸素飽和度の低下などの理由から他院総合病院に転院となり，また職員は入院やホテルでの療養を余儀なくされた。幸い，1名の死者を出すこともなく，患者様は無事再入院され，職員も無事復職した。

クラスター班の解析により後に判明したことであるが，職員の感染がはじめて確認された8月15日より前の，8月5日（水曜日）には患者様が発症しており，患者様から職員に感染が拡大していった可能性が示唆された。8月15日の探知日までには複数の病室で5名の患者様が発症していた可能性が示唆された。なお，X病棟へ最初に新型コロナウイルスが持ち込まれた経路については不明であった。

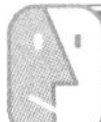

## 病棟診療で生じた問題

本稿では，精神病床特有の事象と思われる点について述べることとした。前述したとおり，X病棟は精神療養病棟であり，入院患者様のほとんどが，慢性期の統合失調症である。X病棟でCOVID-19のクラスターが発生したため，まず病棟のコホーティングが行われた。コホーティングとは，感染患者をグループとしてまとめ，同じ看護ケアスタッフがケアにあたることで，領域全体を周囲から区別する管理法である。X病棟の上の本館3階にある病棟（療養病棟）の空床を利用して，感染患者様対応を目的としたZ病棟（15床）を設置し（3階の療養病床〈80床〉のなかに石膏板でしきりの壁をつくり設置：図1），感染患者様7名をこの病棟に収容した（うち5名が他院に転院となった）。感染患者様1名は病状が不安定であったため，X病棟の隔離室で経過観察を行った。またもう1名の患者様は感染探知前にX病棟からY病棟（X病棟に隣接する病棟）に転棟していたが直接他院へ転院となった。また感染探知した8月15日に，後に感染が判明した患者様をY病棟に移動していたため，この患者様と同室であったY病棟の患者様4名は濃厚接触者と認定され，X病棟へ転棟することになった。

コホーティングと同時に，X，Y，Z病棟のゾーニングが行われた。ゾーニングとは，清潔区域と非清潔区域を分け，動線の整理を行う管理法で，感染防止上でもっとも重要である[1]。清潔区域をグリーンゾーン，非清潔区域をレッドゾーンとした。中間区画をイエローゾーンとし，この場では，レッドゾーンからグリーンゾーンに戻る際，個人用防護服（PPE：Personal Protective Equipment）を脱衣する場とした。また検温の記録のメモなどはグリーンゾーンであるナースステーションへは持ち込むことができないため，イエローゾーンにメモを置き，グリーンゾーンで看護記録に転記する対応をした。精神科特有の事象であるが，Z病棟の患者

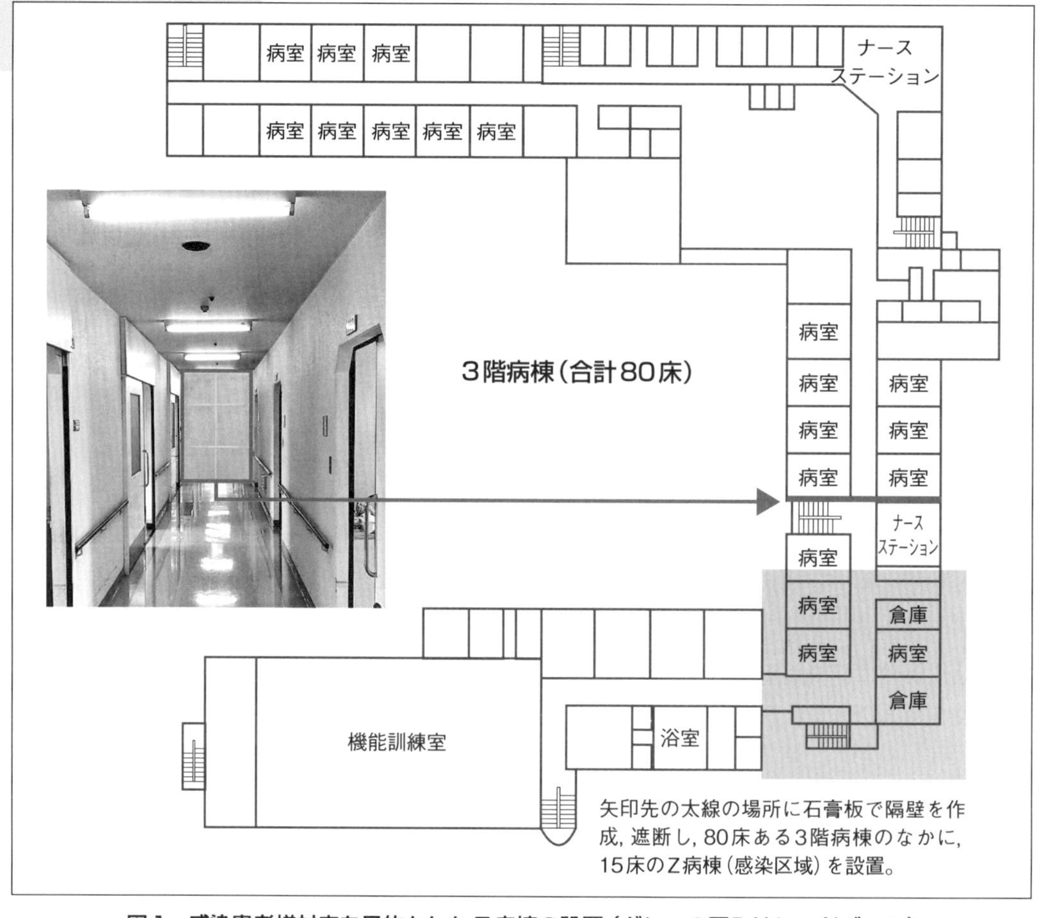


**図1　感染患者様対応を目的としたZ病棟の設置(グレーの囲みはレッドゾーン)**

様で徘徊の症状がみられる方がおり，イエローゾーンにバリケードとしての柵を設置した(図2：イエローゾーンは色で示している)。

図3はX病棟のゾーニングを示している。X病棟の職員の入り口は1か所のみとし(図3：矢印)，ナースステーションに通じる廊下にグリーンゾーンを設けたが，ここをとおる間に患者様が職員に話しかけたり抱きついたりすることがあり，この場にバリケードを置かざるを得なかった(図4)。

Z病棟の患者様は次々と転院し，2名を残すのみとなった。この2名は長期の隔離状態に耐えることができた。ところがX病棟では，感染の確認されていない数名の患者様が病棟内生活の制限が続くにつれ，拘禁反応と見まがう状態になった。長年穏やかに過ごしてきた患者様であったが，連日興奮するようになったのである。鎮静系薬剤の筋肉注射で対応していたが，連日興奮するため隔離対応が必要となった。ところが，これは，以下の理由で，実現不可能であった。表1は，クラスター対策班の助言を受けて，当院で策定した感染対策の基本方針であ

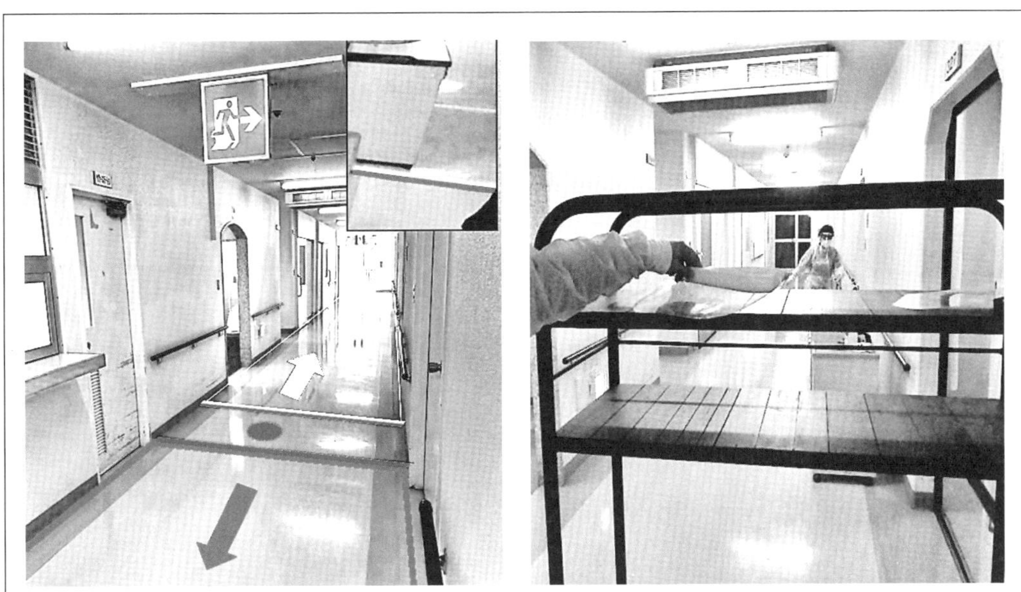

左は病棟のゾーニングを示した図（写真手前がグリーンゾーン，色で示しているのがイエローゾーン，奥がレッドゾーン）。右は徘徊患者様がいたためイエローゾーンに設置したバリケード。

**図2　Z病棟のゾーニング**

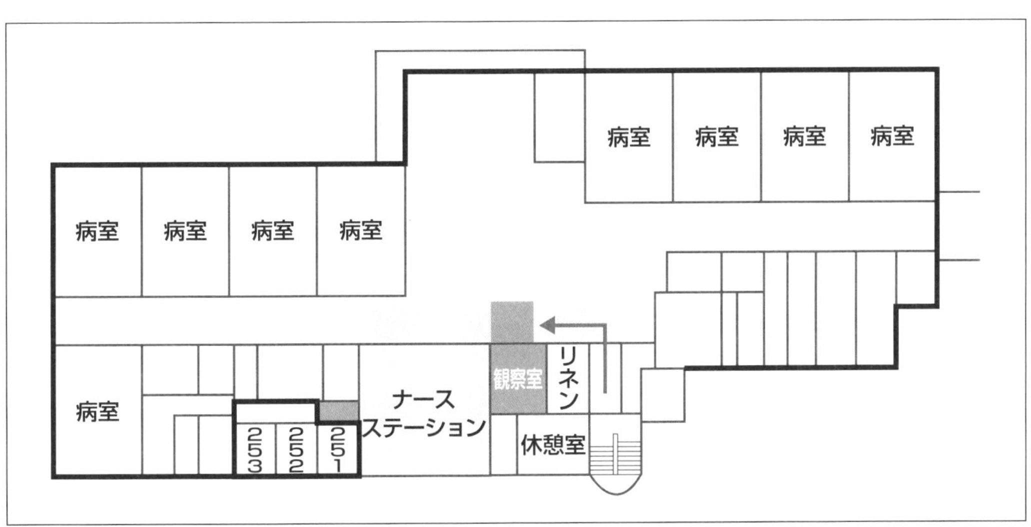


**図3　X病棟全体のゾーニング模式図（レッドゾーンは太線，グリーンゾーンは薄い色，イエローゾーンは濃い色で示している）**

る。感染対策の観点から，この①～④の順を優
先する，と決定していた。図5はX病棟の隔離

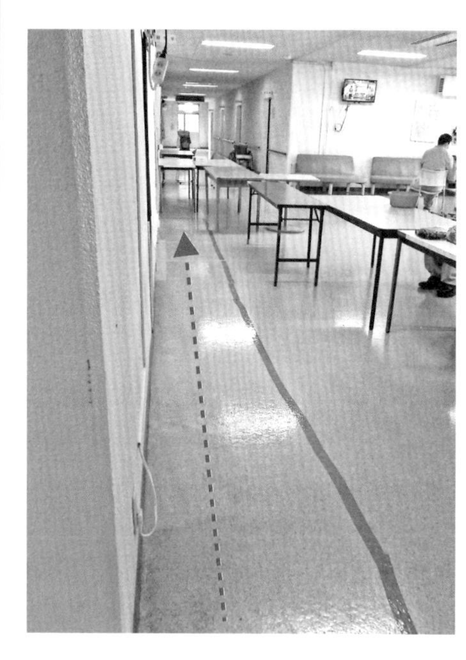

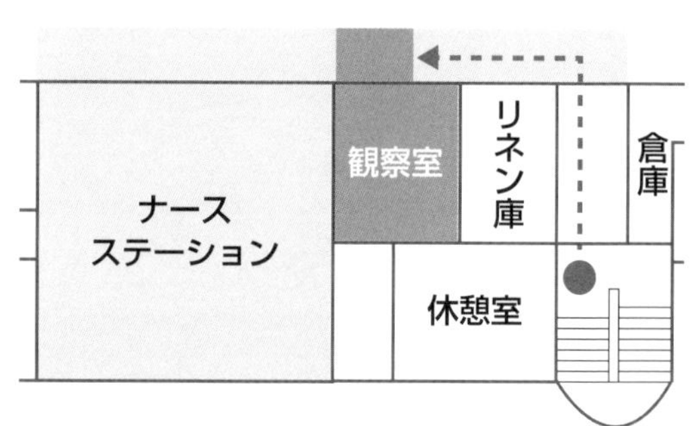


●印の場所（病棟に入る前の階段の踊り場）でアイシールドを装着して病棟へ入り，グリーンゾーン（薄い色）の内側をとおりステーションに入る。患者様が職員に触れないように，長いテーブルでバリケードを作成。

図4　X病棟全体入口からナースステーションにいたる動線（薄い色はグリーンゾーン，濃い色はイエローゾーン）

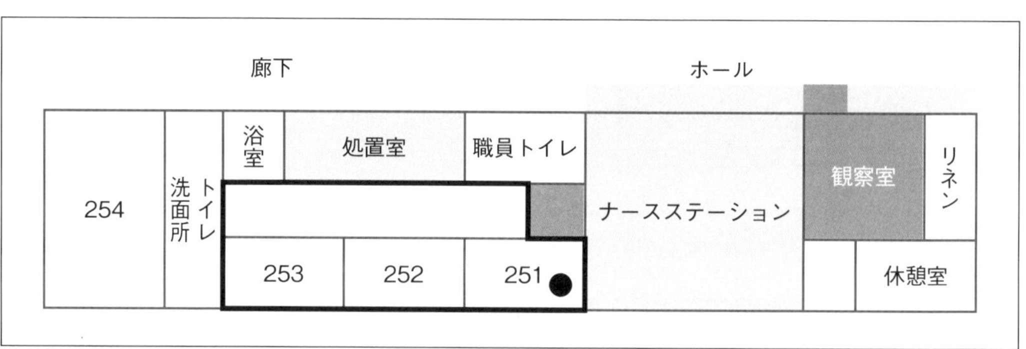


図5　X病棟の隔離室とナースステーションの関係（レッドゾーンは太線，薄い色はグリーンゾーン，濃い色はイエローゾーン）

室3室（右から順に251，252，253号室：レッドゾーンに区分）とナースステーション（グリーンゾーン）の配置を示している。251号室の患者様（黒丸で示す）が比較的落ちついていたため，この患者様を隔離解除し，一般病室で連日興奮される患者様を251号室に入室させることを計画した。ところが，251号室の患者様は，ナースステーションをとおらなければ，病棟ホール・廊下，つまり一般病室に移ることができない構造であった。251～253号室の前の廊下を左側に曲がり，その先から病棟ホールや廊下に出ることができれば，251号室の患者様に一般室に移っていただき，連日興奮している一般病室の患者様を251号室に収容できるのであれば実現可能であった。しかし，これが構造上どうしても不可能であった。前述したとおり，**表1**の①～④の順番で優先と決まっており，感染拡大抑止を優先せざるを得なかったのである。このため，居室を交換することができず，結局興奮する患者様に対しては，そのつど鎮静系薬剤の筋肉注射などで対応せざるを得なかった。

同様のことがＹ病棟でも起きた。Ｙ病棟にも隔離室が数室あり，感染の疑いの強い患者様を同室に収容するために，クラスター発生前に長く在室していた患者様がＹ病棟の一般病室（5床室）に転室を余儀なくされた。しばらくは落ちついて過ごせていたが，次第に落ちつきがなくなり，しばしば興奮するようになった。しかし，もとの隔離室は，感染の疑いが強い患者様が使用しているため，同室への移動は不可とされた。そのため，落ちつきがなくなり興奮するようになった患者様は，5床室で身体拘束が行われることになった。通常，一般病室（多床室）での身体拘束が行われることはない。あってはならないと考える。しかし，やはり感染拡大の抑止が優先されるため，クラスター班の助言を受けたうえではあったが，このような対応を行った。主に精神科医療を行ってきたわれわれにとっては違和感のある対応ではあったが，国や県という行政的な視点からみれば，国民の最大限の幸福・健康・安全を優先するため，感染管理を優先するというのは当然の判断であろう。

**表1　クラスター対策班が掲げた新型コロナウイルス感染対策基本方針**

| |
|---|
| ①病院スタッフの感染を防ぐ |
| ②病院から感染を広げない（主に病院，施設） |
| ③病院入院患者の感染を防ぐ |
| ④必要な（精神）医療の提供を続ける |

この経験は，全国の精神医療関係者にはぜひ知っておいていただきたいと思った点である。

ほか，病棟でたいへん困ったことは，勤務できる職員が，クラスター発生後，大幅に減少したことである。感染が確認されたＸ病棟では，感染が確認された職員は入院やホテルでの療養を余儀なくされたが，同病棟で勤務していたそのほかの職員全員が濃厚接触者の定義にあたるとして出勤停止・自宅待機となったのである。もともとＸ病棟の職員は16名（看護師・准看護師が8名，看護補助者が8名）であった。このため，Ｘ病棟や新設のＺ病棟では，当該病棟以外の職員の動員が必要となった。さらに，クラスター対策班より，当該病棟のＸ病棟ならびにＺ病棟では，「PPE着脱と着用してのケアに労力がかかるため，また安全な勤務のため，通常の1.5倍程度の職員が必要になることが多い」という意見があった。これを受けて，Ｘ病棟では，通常日勤の場合8名（看護師・准看護師4名，看護補助者4名）の体制を，感染終息まで9名（看護師・准看護師7名，看護補助者2名）に，夜勤は通常2名（看護師・准看護師1名，看護補助者1名）の体制を，3名（看護師・准看護師2名，看護補助者1名）に増員した。PPEなど防護器具の着脱をはじめ，手指消毒の徹底など，通常業務の手間は飛躍的に増大し，さらに清掃業者が行っていた病棟清掃（トイレ含む）を病棟スタッフで行わなければならなかった。

ANGLE

X病棟やZ病棟に職員が多数動員されたため，ほかの病棟の職員も，配置できるスタッフ数が減少し，業務量が増大した。クラスター対策班は，外来やデイケアの業務の閉鎖を求めたわけではなかったが，このために，外来やデイケアを停止さざるを得ない状況であった。

出勤停止・自宅待機を余儀なくされた職員は，前述のX病棟の職員16名，それ以外の看護師・准看護師・看護補助者あわせると39名となった。これは看護部所属の職員の22%に相当する人数である。当該病棟で勤務歴がなくとも，全職員を対象に徹底した健康観察が行われ，発熱や味覚異常などの症状が1つでもあれば，即出勤停止・自宅待機を命じられた。自主退職を申し出る職員も数名おり，勤務可能な職員は日ごとに少なくなり，勤務配属の調整には毎日苦慮した。当院では外来やデイケアの看護職員を病棟勤務に配置換えをしたが，この対応は間違っていなかったと考えている。

## 外来診療で生じた問題

外来診療に関しては，8月15日の職員感染者の発生を受けて，まずデイケアを8月18日から停止した。新患の受け入れも8月18日より中止したが，すでに予約があり希望のある方の診察は行った（8月20日まで）。病院での再来診療は，8月21日から中止とした。なお，9月7日より通常の診療体制となり，新患，再来，デイケアも開始された。

クラスター発生で，まずは休診の告示の問題が生じた。入院患者様のご家族には，クラスター発生について，電話や手紙でお伝えすることができた。新患を予約されている方には全員に電話でお伝えし，キャンセルをしていただくことができた。デイケアも通院患者様も全患者様にお伝えすることができた。しかし，再来の患者様は，予定どおりに受診するわけでもないので，電話での対応は困難であった。ホームページへの掲載に関しては，県の許可を得てから掲載をする必要があったため，すぐに対応できなかった。このため，病院の玄関先での掲示をした。また，当院は病院と最寄りの駅を結ぶ巡回バスを利用する患者様が多かったため，すべてのバスに職員が乗り込み，駅前に出て，バスに乗ろうとする患者様やご家族様へ（口頭と書面にて）ご報告を申し上げる形式をとった。直接お車などで来院された方には，玄関先で（口頭と書面にて）お伝えをした。新聞報道などがなされると，直接お電話での問い合わせもあった。苦情を述べられる方もいらっしゃったが，おおむね励ましのお言葉をいただいた。

再診は電話診療（電話再診）となったが，大きな問題が生じた。電話再診は新型コロナウイルスの全国的な発生のあった2020年3月以降，日に何件かはあったが，病院受診を停止したため，電話再診の件数が飛躍的に増加した。このため，①電話回線の不足／電話の台数の不足，②処方せん発行までの時間の増大という問題が生じた。当院は電話は6回線のみであり，回線は常に埋まった状態で，なかなか外部との連絡がとれなかった。後に，非常用の携帯電話を6台準備して対応することとなったが，電話回線の不足は当初予想できなかった。また，電話回線の不足もあるが，電話再診の件数の増加に伴い，この業務がかなり停滞した。電話再診では，医師と患者様の電話診療のみならず，診察前には，薬局の連絡先の確認，保険証の確認，自立支援医療の利用の有無の確認など複数の確認項目があり，また診察後も，薬局との連絡，処方せんのFAX，処方せん原本の郵送，など多数の過程を必要とするのである。8月25日（火曜日）には，「先生と電話した後，4時間待っているけど，まだ薬局に処方せんが届かない。もう薬局が閉まってしまう！」とお叱りの電話をいただいた。当院ではこれまで医事課職員のみで電話再診の作業を行っていたが，薬局と医療相談室の職員を動員して，電話再診の対応にあたる体制を構築し，待ち時間を短縮できた。

持効性注射剤の問題もあった。外来診療をとめてしまった影響で，定期的に受診して持効性注射剤を打つ患者様への対応が不可能になった。外来診療を中止することを決定した8月24日（月曜日）以降，この対応が問題となった。当院は訪問看護の機能を有しておらず，アウトリーチで注射をする選択肢は浮かばなかった。一方，患者様に来院していただき対応するという選択肢もなかった。考えあぐねているとき，同一法人内の訪問看護ステーションから，同ステーションが自宅に訪問し，持効性注射剤を打つという申し出を得た。結論としては，保健所の特別な許可を得て，という条件つきではあったが，この方法が可能となり，8月28日（金曜日）から9月4日（金曜日）までの間に，30名の患者様へのご自宅の訪問と，持効性注射剤の施行をした。こればかりでなく，訪問看護ステーションには，事前に患者様に電話連絡して許可をいただいたり，注射などを病院に取りに来たり，注射時の記録を診療録へ転記したり，たくさんの協力を得た。当院では比較的早く外来診療を再開できたので，2週間の協力であったが，もし当院で感染者が次々と発生した場合，長い期間協力を得なければならなかった。感染症のクラスターに限らず，自然災害の発生時など，精神科医療機関が診療を長期に停止せざるを得ない場合，この持効性注射剤の問題は必ず生じるので，想定しておく必要がある。

## おわりに

当院でのCOVID-19の集団発生の経験を述べた。手指消毒をはじめ感染防止策に徹底して取り組んでいればクラスターは生じなかったと思われ，残念でならない。しかし一方，クラスターが発生したおかげで，感染症の専門家に多数のご指導をいただき，当院では現在，感染防止に関する知識と技術は確実に向上していると実感できている。また，このクラスター発生を機に，同一法人の成田リハビリテーション病院に所属している感染管理認定看護師（ICN：Infection Control Nurse）が，継続して（週1回程度の頻度で）来院し，指導を受ける体制を構築することができた。今回は幸い患者様に死亡例はなかったが，病院の感染に関する知識や技術が乏しかったせいで，患者様が亡くなったとあっては申し開きができなかったと思っている。当院は今後もICNの指導を受けながら，感染予防対策を徹底していく方針である。この体験記の投稿は，国立感染研究所と千葉県健康福祉部の職員の要請があったことをきっかけとしている。われわれの経験が多くの精神科病院のお役に立てることを願っている。

〈引用・参考文献〉

1）日本感染症学会編：院内感染対策テキスト 改訂4版，へるす出版，p.57，2000.

# 学の視点から精神保健(メンタルヘルス)で地域をひらく

安保寛明 あんぽ ひろあき
山形県立保健医療大学看護学科(山形県山形市) 教授

## 9 Ninth Step 幸福感を左右するものごと

いよいよ年の瀬がやってきますね！　多くの人にとって2020年は忘れがたい1年になるのではないでしょうか。1年の労をねぎらいあう方法も，いままでとは少しずつ違った形が模索されていくんだろうと思います。さて，今回は12月号ということで，予定を変更し，幸福感に関係するいくつかのことを扱っていきたいと思います。

### 幸福感を左右するもの

国際機関の1つで，経済発展に関する研究や調整を行う機関であるOECD（経済協力開発機構）でも，幸福感を取り扱うようになってきています。

人生を充実させる要因が経済活動の充実にある一方で，人々の幸福感は，単純な経済活動の足し算で決まるわけではありません。たとえば，ほぼ同じおいしさのチョコレートが100円と500円で存在するとき，幸福感の違いは5倍にはなりません。100円のチョコレートの場合は幸福を感じる行為の実現可能性が高まります。また，無料であっても健康な体と豊かな自然環境があり，公共インフラがあれば，豊かな自然環境を堪能することができますが，これも実現可能性にもとづく幸福ということになります。

また，誰か1人に資本が集中するような経済的状況と，公平や公正な資本の分配が行われる経済的状況であれば，幸福度に違いが生まれるはずです。公正な配分がなされない場合には，幸福を感じる少数の人と幸福を感じにくい多数の人が生まれることになります。

幸福感を構成する要素を測定する取り組みについて，OECD東京センターが記載したこと[1]をもとにまとめると，以下のようになります。

(1) 主観的幸福の測定：生活の質のさまざまな主観的次元とそれらを形成する客観的要素とを区別する。主観的諸次元には，大きく分けて自分の生活全般や家族，仕事，経済状況に対する評価という面と，よろこび，苦痛，怒りといった感情の側面がある。主観的幸福をはかることで，生活の質の決定要因を個人レベルで把握することができる。

(2) 実現可能性という視点：人々の生活をさまざまな行動とあり方と，そのなかからの選択との自由な組み合わせだとする考え方。自分の価値観にしたがって生きるために必要な人生の機会や選択肢を拡大する因子（健康，教育，所得など）を反映する測定方法を提案する。
(3) 公正な配分：生活の質のさまざまな非金銭的側面に，人々の選好を尊重する方法で重みづけをする。人々の現状と選好をどのように把握するかという課題があるが，これによって一部の富裕者の好みだけが社会に反映されるのを避けることができる。

幸福は，精神保健，精神健康とかなり近い関係にある概念です。精神的な意味で困難を抱えた人とのかかわりでも，実現可能性を拡大する，公正な機会がもたらされるようにする，といった援助が必要であるように見えます。

また，World Happiness Report 2020[2]では幸福度を構成する要素として「寛容さ」「人生選択の自由度」という指標を用いています。この報告書では，公正な配分をもたらす背景要因として「寛容さ」が，公正な配分の結果が「人生選択の自由度」になると予想しています。この点は援助でも重要なことを含むので，次回に続けて紹介していきたいと思います。

## つながる機会としての学術集会

私が，みなさんに紹介したいのが，日本精神保健看護学会第31回学術集会です。

日本精神保健看護学会第31回学術集会・総会
大会テーマ：精神保健の時代をひらく共創造
会期：2021年6月5日（土），6日（日）
主会場：やまぎん県民ホール（山形県山形市）
Web配信：2021年5月25日（火）～6月25日（金）
Webサイト：http://japmhn31st.com/

この学術集会は，感染対策に十分な配慮を行ったうえで準備を進めています。また，感染対策の面や移動の時間や費用のハードルがあって来場できない人も出ると考え，学術集会のプログラムの多くを録画配信やライブ参加可能なものにする予定です。

先行配信によって楽しみをみつけ，学術集会当日は会場での体感やライブ配信参加によって臨場感を獲得し，録画配信を見て思い出を強化してもらえるといいな，と考えています。

さらに！　今回の学術集会では，テーマ「精神保健の時代をひらく共創造」にそって，看護職の方が保健看護の専門職者ではない方と発表する場合に，非会員の方を含んで発表することを歓迎します。

一般演題の登録は，2021年1月29日（金）までを予定しています。くわしくは，学術集会ホームページをご覧ください。

現代においては，学会も人とつながる場の1つです。ぜひ，みなさんも発表をご検討ください。私もこの雑誌の読者のみなさんと会えることを楽しみにしています。

〈引用・参考文献〉

1）村上由美子，高橋しのぶ：GDPを超えて—幸福度を測るOECDの取り組み. https://www.oecd.org/tokyo/publicationsdocuments/Beyond_GDP_Servicology2020.pdf（2020年10月31日最終閲覧）
2）Sustainable Development Solutions Network：World Happiness Report 2020. https://worldhappiness.report/（2020年10月31日最終閲覧）

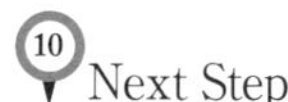


つながりを増やす楽観主義と紹介力

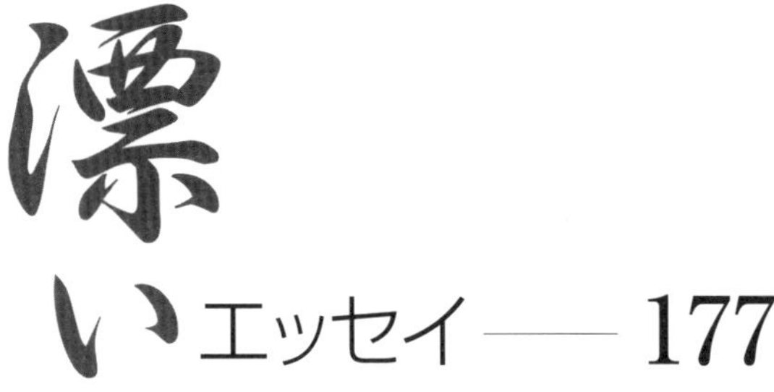

坂田三允の

# 漂いエッセイ——177

## 譲り合い

はじめて私が乗り物で座席を譲ってもらったのは，30年以上も前，40代のころのことだった。安売りの大きなスーパーマーケットで，大量に食料品やら雑貨類を買い込み，大きな袋を2，3個持ってバスに乗り込んだとき，すぐに中学生と思われる男の子がすっと立って「どうぞ」と言ってくれたのだ。まだ，私は若いと思っていたので，ちょっと驚いた。思わず「えっ，私？」と口にしてしまったのだが，彼はにこっと笑って再度「どうぞ」という。たしかに大きなビニール袋をぶらさげて吊り革につかまるのは苦労だったから，とてもうれしかった。「ありがとう。うれしいわ」と言って座らせてもらった。さわやかでほっこりと温かくいい気持ちだった。

それまで，私は席を譲ることに臆病だった。席を譲って「大丈夫です」と断られ，気まずい思いをしたことが何度かあって，なんとなく恥ずかしくて，「座りなおすのも変だし」などと，つまらないことを考え，すっと立ち上がれない。自意識過剰というか，まわりの人はそんなこと気にもしていないのだろうとは思うのだが，うじうじしている私がいたのだ。時には何も言わずに立ち上がってほかの場所に移動するなどということもしたが，譲ったはずの人が座らず，まったく大丈夫そうな屈強な男の人が横から割り込んで座ってしまうということもあった。私が腹を立てることではないのだが，釈然としない思いになる。ささいなことなのだけれど，譲らない私も「嫌～な気分」というような微妙な心の揺れ動きがあったのである。

しかし，このときのうれしかった気持ちが忘れられず，以来私は深く悩まずに席を立つことができるようになった。そして，いまはシルバーシートに堂々と座り，譲られる立ち位置になってしまった。それでも，「あ，この人には譲らなくては」と思うときもある。

つい，先日，2日続けてそんな場面を体験した。1日目，私はドアのすぐそばの座席に座っていた。満席ではなかったし，立っている人はまばらというような状態だった。ちょうど，通路を挟んだ斜め前の座席が空いていたのだが，ドアが開いて乗り込んできたのは，杖を持った太めのおばあさまだった。つらそうというよりは不機嫌なし

坂田三允
さかた みよし
多摩あおば病院看護部顧問（東京都東村山市）

Miyoshi SAKATA

# TADAYOI ESSAY

かめ顔。目も固く閉じられ，空席など見てもいないように思えた。私はすぐに小さな声で「どうぞ」といって席を立った。おばあさまはうんでもすんでもなく，どかっと座席に座られた。そして，閉眼しかめ顔のままだったので，つらいのかと少し心配だったのだが，声をかけるのもためらわれて見るともなく見ていると，私が降りる駅よりも先におばあさまは降りていかれた。杖もつかずしゃんと歩いておられた。ほっとすると同時に，「な～んだ心配して損しちゃった」という気持ちも湧き起こってしまう私なのであった。

2日目，仕事帰りのバスはとても混んでいたが，幸いなことにシルバーシートは空いていたので座らせていただいた。ところが，座って間もなく2つ目の停留所で，前日と同様，杖を持ったおばあさまが乗ってこられた。小柄でお若い方だったが，買い物帰りなのか，大きなビニール袋も持っておられた。大きな袋と杖を持って吊り革につかまるのはとても大変だろうと思われたので，このときもすぐに席を立った。おばあさまは「大丈夫ですよ」と笑顔で言われたのだが，再度「どうぞ」と言って座ってもらった。そして，おばあさまから少し離れたところに立った。終点が近づいたとき，私の袖がツンツンと引っ張られ，振り向くとおばあさまがにっこりと小さなビニール袋を私に差し出しながら，「里芋持っていってくれない？」とおっしゃった。私はそんなお礼などされるようなことではないという思いで，「いえいえ，そんなお心遣い，大丈夫です」と答えたのだが，おばあさまは「私には，重くてね」とにっこり。そう言われるとお断りするのも悪い気がして，ありがたくいただいてしまったのだった。でも，かえって悪いことしちゃったかなという思いもあり，また，うじうじと考える。

家に帰ってその話をすると，「そうなんだよ。席を譲るのってけっこう難しいんだよね」と娘が言う。彼女は中年太りで私以上にお腹が出ているうえに若づくりのせいか，「このお腹で吊り革につかまっていると席を譲ってくれる人がいるんだよね」「妊婦さんに間違えられるってこと？」「そうそう。妊婦じゃないんですって断れないからさあ。でも，席を譲ってくれるのって若い男の人ばかりだと思わない？」そう言われればそうかもしれない。「お母さんみたいなおばあさんに席を譲られたことなんてないよ」「そりゃぁまぁそうだよね」「お母さんは譲られるほうでしょ」「うん，でも」「杖には負ける？」「うん，負ける。それにシルバーシートだったし」「若い女の子は譲らないよね」「たしかに。高校生くらいのそれも制服を着ている場合はときどきあるけど」「そうなんだよ。でも，それってやっぱり考えすぎて譲れないんだと思う」。

席を譲るなど，とても小さなことなのだけれど，私が若かったころそうだったように，うじうじと考えている人もいるのかもしれない。「譲ってほしいなぁ」と思うような年ごろになってはじめて，すっと立ち上がることができるようになる。そんなものなのかもしれない。他者の気持ちなど，なかなかわからない。里芋はうれしさの表現と思うことにした。

# 喪失と再生に関する私的ノート
## [NO.84 心のケアの支援者に必要な心構え]

NPO法人相双に新しい精神科医療保健福祉システムをつくる会
相馬広域こころのケアセンターなごみセンター長／精神科認定看護師
**米倉 一磨** よねくら かずま

東日本大震災から10年が経とうとしています。私たちは，福島県相双地区で原子力発電所事故後の大規模な避難を強いられた地域住民にかかわってきました。その後，市町村が住民の避難や健康調査を迫られたことにより，震災に起因するストレス問題に加え，全国どこにでもある，ひきこもりや精神疾患の未治療者など，生きづらさを抱えた人々の存在を浮かびあがらせました。こうした住民の対応はもちろんですが，私がもっとも難しいと思ったのは支援者の心のケアです。震災から10年という区切りを迎えようとするいま，私たちが苦労してきたことをまとめ，被災者の支援を行うにあたっての支援者の心のケアを行う心構えを伝えることにしました。

### 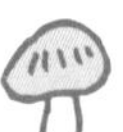 支援することで救われたい人種

人が看護師になる理由はさまざまですが，多くの人には「誰かを救いたい」という動機があったのだと思います。ただ，そうした純粋な思いを抱くと同時に「看護師として自己発揮したい」といった感情も往々にして生じるものです。

そのこと自体は間違いではありませんが，自分自身の内面に生じていること，あえていえば自分自身の弱さに向き合い，それに巻き込まれないようにコントロールできていること，つまり人として成熟していることがベストです。逆にいえば，そのことに思いいたらないまま支援を行うことには危うさが伴います。

私は，東日本大震災によって，勤めていた精神科病院が休院となり，いまの被災者の心のケアの仕事に携わるようになりました。仮設住宅や借り上げ住宅などの住民の健康調査をすると，普段見えなかった家族間の問題や人の脆弱性が見えてきます。多くの住民の支援をして，後になってこう思います。「多くの心の問題を抱えた住民へかかわる自分は，そうした人に向き合う資格があるほど成熟しているのか」と。

そもそも心のケアを行う支援者は，もっとも健康度が高く，ストレスをコントロールできなければならないのですが，そのためには自分の発達上の課題に向き合う必要があると私は考えます。

たとえば，「被災地で心のケアをしたい」という純粋な思いを抱いて被災地に来たとします。災害支援は多くの支援者を必要とします。災害の規模にもよりますが，行政では支えきれないくらいに支援を必要とする住民が多くいるからです。急性期の避難所では，助言や治療に結び

つけることが主な目的であり，この場合，1週間程度で支援が終了します。被災者や心を病む方に向き合ったとき，何かしてあげたいという衝動に駆られます。このとき彼らは何を必要としているのか，難しい判断を求められます。中長期支援で心のケアを担う支援者にしても,「どこまで，だれが支援するか」迷いが生じやすい状況におかれやすいといえます。

危険なのは，支援者の専門性と対象者で必要としていることが乖離してしまうことです。つまり，支援にのめりこみすぎるあまり，本来は対象者が支援の中心であるはずが，いつのまにか支援者が中心となり，知らないうちに支援者のやりたい支援を押しつけてしまうという事態です。そうなってしまうと，周囲のスタッフがとめることもできなくなり，支援者自身は満たされることのないやりがいを求め，突き進んでしまいます。では，なぜこういったことが起きるのでしょうか。

## 支援者にとって必要な力

支援者が陥る罠に，自分にしかできない支援は支援ではないことを認識できなくなることがあります。

自分自身を1つの道具や回復のモデルとして用いることはよいのですが，自分にしかできない支援をつくりだすことは避けなければなりません。そういったことを防ぐには，自分の発達課題に目を向け，絶えず自分の弱さを知り，対象者と向き合う弱さをスタッフと共有することです。そのためには，自分を客観的にとらえ，言語として表現する表現力が大事になります。その力がないと，自分ができないことは他者を使って動かそうとするなど，不適切な行動をとってしまいがちです。これは，病気を治すのは利用者，患者自身なのに，自分では向き合わず，治療や支援者に依存し，しまいには病気を治すことを無意識にしなくなる不適切な対処行動と似ています。加えて，職場では弱さを共有しつつ，スタッフがともに成長できるような働きやすい職場をつくることも重要です。

実は，最初に避難所で被災者と向き合ったとき，私は住民が怖かったのです。思い起こすと，人と向き合うことに自信がない自分であったからだと思います。かつて私は，自衛官の経歴や精神科認定看護師として「あるべき論」にとらわれていましたが，あるべき論で自分の足りない部分を「専門職の自分」という別な自分で補おうとしている代償行為であることに気づきました。病院の仕事では自信がありましたが，突然災害に見舞われ，まったく別のフィールドの地域の災害後の支援をしたためにその脆さが露呈したのでしょう。

それから9年間，自分を変える必要性を迫られ，自分がいちばん自分を変えようとしないことに気づき，40代半ばにしてやっと自己を改革中です。どんな状況であっても人を支援するには，資格や専門性が必ずしも必要ではないと思っているとともに，住民からは,「ここに住み，医学や生活支援のノウハウをもって頼れる人」と思われること，それくらいでいいのではないかと。

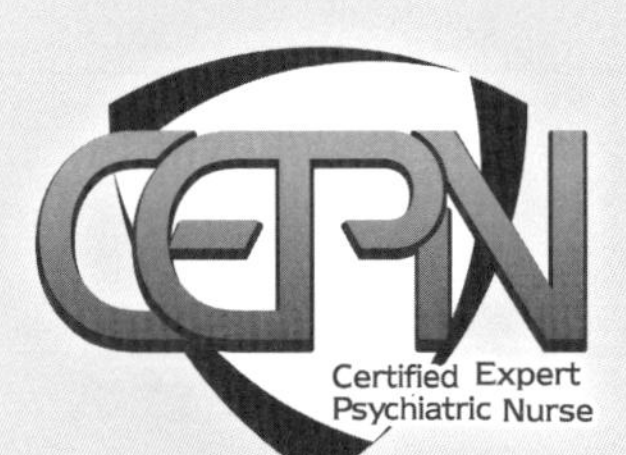


精神科認定看護師

# 実践レポート

9

## COVID-19メンタルヘルス対策チームと現場をつなぐ

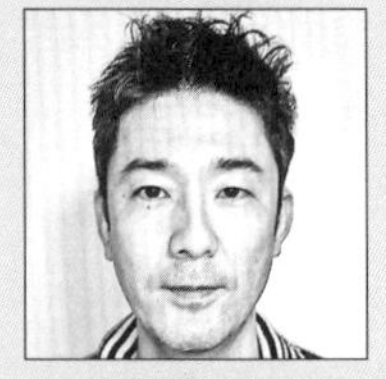

福岡県立精神医療センター
太宰府病院（福岡県太宰府市）
副師長／精神科認定看護師
**梅崎真功**
うめざき まさのり

### 福岡県下の新型コロナウイルス流行状況

福岡県の新型コロナウイルス感染者数は，2020（令和2）年9月25日には5,000人を超え，九州内では最大の感染者数である。福岡県は，4月7日に発令された緊急事態宣言時の7都府県に，4月16日に対象が全国に拡大された際には13の特定警戒都道府県に含まれた。その後も新規感染者が増加し，コロナ病床稼働率が上昇したため，執筆時の9月現在，「福岡コロナ警報」が出されている状況である。

### 対策チーム立ち上げの経緯

筆者が所属している福岡県立精神医療センター太宰府病院（以下，当院）は，福岡県の精神医療の中核を担っており，精神科救急入院料病棟を2病棟（70床）運営している。病院のリソースとして筆者を含めた精神科認定看護師2名，精神看護専門看護師（以下，CNS）1名，感染管理認定看護師1名が活動している。通常は，精神科認定看護師は病棟に配属されており，臨床で実践力の底上げに尽力している。また，定期的に外来にて「こころの相談」と銘うち，当事者およびその家族の相談にのっている。

精神科救急入院料病棟もある当院には，非自発的入院が多く，感染が疑われるケースで時間外に入院することも多い。新型コロナウイルス感染者数が増加していくなかで，スタッフは通常業務だけでも疲弊している状況に陥り，感染への不安や緊張から看護師自身のセルフケアは低下していた。このような状況でストレス対処を個人の防衛機制に任せ，乗りきることは困難であった。また，看護師以外の病院にかかわる職種も同様の環境であり，不安のなかで業務をしていた。

そのため，通常メンタルケアは医療安全室が担当しているが，非日常な状況において，より専門的な対応が必要であると判断され，当院院長がCOVID-19メンタルヘルス対策チーム（以下，対策チーム）を立ち上げることを決定し，産業医，CNSが中心となり活動することになった。筆者は対策チームのメンバーではないが，対策チームとスタッフをつなげる役割を担い，その取り組みを報告する。

## 対策チームの活動内容

### 1) 全職種に情報を伝える

院内では，新型コロナウイルス感染症に関する情報伝達に課題があり，正確な情報が全体に等しく行きわたっていなかった。組織の大部分を占める看護師間では新型コロナウイルス感染症の情報の認識に違いがあり，コメディカルスタッフや業務委託をしている業者などは，どこを確認すれば正しい情報を得られるのかが不明で，情報そのものが手に入らない状況であった。

そこで，対策チームの構成を多職種にすることで，どの職種にも情報伝達ができるようにした。チームの構成職種は，医師，看護師，作業療法士，精神保健福祉士，心理士，事務である。

### 2) 対策チームの具体的な活動

対策チームの活動は，①新型コロナウイルス感染症の正しい情報を伝達，共有できる環境が整えられることをめざし，電子カルテを利用し，「ころなこころ通信」と名づけたニュースレターを発行するなど，全職員を対象としたメンタルヘルス教育支援を行った。②相談窓口を開設し，個別相談に応じた。③スタッフや入院患者が新型コロナウイルス感染症に罹患した際や，外部から新型コロナウイルス感染症の質問があった際に，当院の職員として統一した対応ができることをめざし，倫理的配慮マニュアルを作成した。

## 活動を受けての実践

筆者は対策チームのメンバーではないため，対策チームとスタッフをつなげる役割を担った。これは通常業務だけで疲弊しているスタッフには，対策チームが立ち上がったことを認識しても，その活動内容まで把握することが難しいと予想されたためだ。また，特に感染が疑われるケースでかかわる機会の多い精神科救急入院料病棟2病棟のスタッフに対する医療者間での差別が起きないようにすることを目標とし，対策チームの活動に合わせ，精神科救急入院料病棟で以下の実践に努めた。

### 1) 情報把握と選択，優先順位を考えた伝達

対策チームが電子カルテを利用して発信する情報の把握に努めた。電子カルテでの情報発信や更新は容易であり，膨大な情報量でも場所をとることはない。しかし，情報が多すぎることでキャパオーバーを起こす危険性があると考えた。「ころなこころ通信」の内容だけでも，コロナウイルス基礎資料集，マインドフルネス，相談窓口などの情報があるため，感染への不安が高まっているスタッフには基礎資料集の情報を伝え，疲弊がみられるスタッフにはマインドフルネスの情報といった具合に優先順位をつけ，小出しにして伝達した。

### 2) 各スタッフの精神状態の確認とサポート

スタッフが不安感を表出できるよう，個別に精神状態を確認し，声をかけた。話を聞く際には「怖かったね」など，感情を受けとる声かけを心がけることで，スタッフに寄り添う姿勢を見せるようにした。また，状況に応じて対策チ

ームへの相談を勧めた。

### 3) 差別を食いとめるための配慮ある対応

実践時には対策チームの倫理的配慮マニュアルをもとに，陽性者もしくは疑いが出た場合も，スタッフ間の信頼関係，協力体制を維持できるよう，適切に情報を伝達し心理的な支援を提供することで風評被害や感染者差別，医療者間での差別が起きないように配慮した。実際にスタッフや入院患者に疑いが出たような状況でも，風評被害や感染者差別，医療者間での差別が起こることはなかった。

## 結果・考察

今日もまだ新型コロナウイルス感染の流行は衰えることなく続いている。しかし，対策チームが組織全体のケアにあたり，新型コロナウイルス感染症の膨大な情報のなかから正確な情報を組織内に発信していること，精神科認定看護師が現場の状況を俯瞰しながら必要な情報を選択して伝えることで，新型コロナウイルス感染症流行前と同程度の組織機能を維持することができている。このことから個と対策チームをつなげる役割を担ったことは，スタッフの情報オーバーロードを防ぎ，個々の不安の程度にあったアプローチとなり，チームマネジメントができたと考える。

対策チームは現在も活動中であり，筆者もその活動のサポートを続けている。新型コロナウイルス感染症に負けることなく，福岡県で求められている精神医療の中核を担っていきたい。

〈引用・参考文献〉

1）佐藤栄子：中範囲理論入門─事例を通してやさしく学ぶ 第2版．日総研出版，2009.
2）宮子あずさ：宮子式シンプル思考主任看護師の役割・判断・行動─1,600人の悩み解決の指針．日総研出版，2017.
3）高宮有介，土屋静馬：セルフケアできてますか？　マインドフルネスを活かして─いのちと向き合うあなたへ．南山堂，2018.

情報コーナー

## 精神科認定看護師の実習生に向けて

### 資格取得に向けて
### ―実習で期待すること

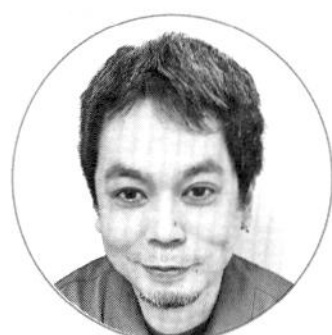

精神科認定看護師をめざす方々にとって，さまざまな講義や実習そして認定試験があり，道のりは厳しいものと思います。自分のときはまだ領域別でしたが現在は統合されており，以前と比べるとまた別のたいへんさがあると思います。ここでは精神科認定看護師にとって重要な位置づけになるときに，大切にしてほしいことについてお伝えします。

自分の勤務している病院では毎年数名の認定実習生を受け入れています。今回は各病院で実習するにあたり何を勉強してきてほしいか，どういう姿勢で実習してほしいかという視点でまとめてみました。

まずは自分の行く実習先の病院の特徴を十分把握すること（自分の勤務する病院との違いも確認できるため），さらに病院の特徴とあわせて自分の実習する病棟がどんなところなのかもできる限り情報収集したうえで，実習に臨んでいただけるとよいと思います。

実習の目標を達成することは大事ですが，実際，いま働いている自分の病院との違いを確認できることは，よい情報交換の場になるからです。これは指導者側も同じことで，自分の病院をより多角的にみるよい機会になり，お互いに刺激し合えることや，疑問に思ったことはどんどん聞いてもらえるとありがたいです。

また，実習では，勤務するスタッフとも受け持ち患者様を共有します。そのため密に情報交換をして，自分の意見があれば遠慮なく納得がいくまで話し合ってほしいと思います。気を遣って言いにくいこともあるかと思いますが，実習目標のなかには相談という項目があり，スタッフも認定看護師実習の内容を理解しており，何かアドバイスがほしいと思っている人もいます。自分の身につけた知識や技術を提供する機会ととらえて，自分だけで看護展開を完結せず，実習後も病棟スタッフや受け持ち看護師が継続できるようなかかわりができることを目標としてください。そのために疾患理解の深め，かかわり方や看護展開の学習をしていただけるとさらによい実習になると思います。

あくまでもこれは自分の希望でもあり，理想の実習です。何を勉強してほしいかとまとめようと思いましたが，最低限このポイントをおさえ実習していただけると理想的な認定実習になるのではないでしょうか。

医療法人静心会桶狭間病院藤田こころケアセンター（愛知県豊明市）　**平松大樹**　ひらまつ だいじゅ

精神科認定看護師制度のお問い合わせ先：日本精神科看護協会　認定事業担当
TEL：03-5796-7033　FAX：03-5796-7034
QRコードからアクセス
http://www.jpna.jp/education/certified-nurse.html

# 2020年「精神科看護」総目次

第328〜340号（Vol.47　No.1〜13）

＊表示は題名，著者，号数，開始ページ

## 特集


**●1月号：生活習慣病は多職種で**

単科精神科病院での生活習慣病予防の看護的課題．瓜﨑貴雄，328 (1)，4

【座談会①】精神科における栄養管理と多職種連携―管理栄養士から見た患者の生活習慣の課題．大石眞琴・中島達也・松原千果帆・青山茉以・太田智香子，328 (1)，12

【座談会②】生活習慣病を多職種で支援する―患者さんの高齢化による変化を見すえて．國島洋子・小山 均・松本茉希・星野慶太・松本陽一，328 (1)，23

訪問看護での生活習慣病へのケア―「1つの引き出し」としての看護師．柿沼紀子，328 (1)，33

**●2月号：双極性障害―その世界と可能なるケア**

双極Ⅰ型・Ⅱ型障害の理解と治療．鈴木映二，329 (2)，4

双極性障害の人と接して感じること―100メートル競走ではなくフルマラソンで．辻 松雄，329 (2)，9

ノーチラス会の活動と今後の展望について．鈴木映二，329 (2)，14

私の双極性障害の体験談―語り尽くせぬ語り．玉響たしのき，329 (2)，22

双極性障害とともに「生きる」こと．番田れいし，329 (2)，28

双極性障害当事者とその家族の命のために看護ができること．髙橋清美，329 (2)，33

**●3月号：①急性期以後のこと／②看護過程おさらい**

ニューロングステイを考える―新たな長期入院を引き起こさない．藤田真子，330 (3)，4

多角的アセスメントが退院への転機に．本間亮二，330 (3)，10

本当の「入院から地域への一貫したケア」とは何か―病棟看護を訪問看護師として振り返る．永田晋也，330 (3)，15

臨床で使える「看護過程の展開」とは―学んできた看護過程を実際の臨床で活用する注意点．大森あきら・田邉友也，330 (3)，20

教員の立場として―学生の看護問題の立案を支援する方法について．矢山 壮，330 (3)，26

**●4月号：看護補助者の力でチームが変わる―教育と実践を通じて**

看護補助者の教育と協働．森岡和憲，331 (4)，4

看護補助者の実感を含めた実践報告と管理者としての思い―就労移行支援事業の現場から．齋藤良昭，331 (4)，9

【座談会①】ケアワーカー（看護補助者）が主体性をもって業務に取り組むために．奥田照美・松葉口美穂・森岡優子・石井ナナ子・竹山貴士，331 (4)，14

【座談会②】看護補助者に外国人を登用して―組織の変化を振り返る．池田成幸・服部友紀・林 典子・寺澤光司，331 (4)，21

【座談会③】看護師と看護補助者の「壁」を超えて．柴田いつか・藤田省一，331 (4)，28

**●5月号："つながり"とアディクション看護―ハームリダクションという方向性**

アディクション看護の今昔と今後の課題―成増厚生病院東京アルコール医療総合センターの取り組み．韮澤博一・鈴木良平・金井ゆき江，332 (5)，4

「患者の断酒決意を聞き出すこと」からの変化―ユーモアを交えたプログラムの再導入．根津和永・栗田真由美，332 (5)，11

断酒はきっかけであって目的ではない―私の経験と川崎マックの取り組み．中村晃二，332 (5)，18

**●6月号：ひきこもりの人とその親へのケア**

ひきこもり支援の前線―いま必要とされる精神科看護．松本和彦，333 (6)，4

長期ひきこもり当事者の親の支援―山根式ひきこもり支援システムモデル（山根モデル）．山根俊恵，333 (6)，11

「関係性の病」としてとらえるひきこもり―親子関係の回復を支援する．山根俊恵，333 (6)，17

**●7月号：職員のメンタルヘルスを支える―新型コロナウイルス感染症の不安のなかで**

リエゾンチームによるメンタルサポート―病棟内外のラウンドにより見えてきたもの．塚谷大輔・北 由希，334（7），4
新型コロナウイルスがもたらした不安と葛藤―看護職者へのメンタルヘルス支援①．桐山啓一郎，334（7），10
孤立させない，つなぐ支援の必要性―看護職者へのメンタルヘルス支援②．小野 悟，334（7），16
言語化を促すことで孤立を防ぐ―看護職者へのメンタルヘルス支援③．村岡大志，334（7），23
"危機"状況でのメンタルヘルス対策―個の力と集団の凝集性で乗り越える方略．和田剛宗，334（7），26
【座談会】新型コロナウイルス感染症へのスタッフの不安とどう向き合うか．藤田茂治・宮本満寛・安保寛明・梅原敏行・鍋島光徳・南 香名・松本和彦・村尾眞治・矢山 壮，334（7），31

●8月号：虐待に対する精神科看護の役割とは
家族関係のひずみから発生する虐待―子どもの生涯を守るために．三瓶舞紀子，335（8），4
家族の不安に配慮した虐待支援．抱井洋介，335（8），11
訪問看護における虐待事案への支援―他機関との連携と虐待当事者へのケア．藤田茂治・栁本治雄，335（8），18
アディクションという視点からみる虐待―虐待をする人への支援．埜崎健治，335（8），26

●9月号：目立たない，けど"つう"な看護師―あなたのチカラが必要です
【体験談】同僚・新人は見ている！―あの先輩看護師のスゴイところ．神崎明奈・鈹 達也・大森麻美・藤村香織・飯田麻美・疋田 健，336（9），4
背中でなく言葉で語る―「思考の言語化」のトレーニング法．武藤教志，336（9），18
自分のわざを協働に活かすということ―『かもめのジョナサン』が示唆するもの．吉井ひろ子，336（9），22
「個」を活かす看護管理．明間正人，336（9），29

●10月号：看護記録を充実させる―ケアと人が見える書き方
地域移行を見すえた看護記録の充実―クリニカルパスを導入して．酒井絵美・岩下実生・野中英雄，337（10），4
長期入院患者の退院支援と看護記録―問題解決型思考とストレングスの視点の記録の違い．早川麻耶，337（10），11
ストレングスを見る目の両立―看護基礎教育・臨床現場での実践．樫葉雅人・早川博子・村田竜介，337（10），17
看護記録は患者を知ることから．井口千春，337（10），26
一緒に考え，一緒に進む―患者参画型看護計画でもたらされた変化．阿部美咲・今 輝，337（10），31

●増刊号：精神科訪問看護
精神科訪問看護×伝承：懸命に働いて，夢を見つけ，育てましょう―長い訪問看護の経験を通じて．千葉信子，338（11），4
精神科訪問看護×相互理解：「そのとき，そこにいる」ために「そこに居続ける」―利用者さん，パートナーさんの言葉とともに．柿沼紀子，338（11），9
精神科訪問看護×新しい実践：トラウマ・インフォームドケアの本質的理解・実践―プラグマティズム転換をはかれば実践に活きる．田邉友也，338（11），21
精神科訪問看護×専門職連携：他組織との連携で訪問看護は何を考え，どこに気をつけるべきか．小瀬古伸幸，338（11），32
精神科訪問看護×地域資源活用：地域資源の活用による支援の拡大―和来ふぇふき農園での取り組みを通じて．小林隆彦・渡邊恭祐，338（11），40
精神科訪問看護×関係拡大：「やります」「できます」「引き受けます」―つながるための"きっかけ"づくり．小野隆史，338（11），46
精神科訪問看護×地域共生社会：地域共生社会に貢献する対応力．宮川省吾，338（11），51
精神科訪問看護×看看連携：【座談会①】訪問看護と病棟看護の連携に向けて―病院へのアプローチ，そして場づくり．藤田茂治・宮本満寛・安保寛明・梅原敏行・鍋島光徳・南 香名・松本和彦・村尾眞治・小成祐介・矢山 壮・田中浩二，338（11），65
精神科訪問看護×「場」づくり：【座談会②】「場」をつくる，「場」を育てるために．藤田茂治・安保寛明・矢山 壮，338（11），72
精神科訪問看護×事業展開：精神科訪問看護を取り巻く情勢を見すえた事業の展開．山本公平，338（11），79
精神科訪問看護×人材育成：スタッフのやる気，しっかりと考えていますか？―わが社のモチベーションUP戦略．佐藤優子，338（11），89
精神科訪問看護×開業（コロナ禍での）：新型コロナウイルスと開業と―強敵は旅の始まりに．森脇 崇，338（11），101
精神科訪問看護×スキル向上：連携・協力による訪問看護師のスキル向上の取り組み―同行訪問制度に参加して．山本真佐代，338（11），109
精神科訪問看護×ACT①：ACTの概要―その起こりと

今後の発展．久永文恵，338 (11)，114
精神科訪問看護×ACT②：多職種チームの“強さ”と“面白さ”—ACT-Jの超職種チームの経験から得た実感．浦林 翼・五ノ坪洋孝・齋藤和彦・千葉章子・長谷川美早・安田テイ，338 (11)，121
精神科訪問看護×ACT③：利用者と一緒に支援計画をつくる．鷹子 剛，338 (11)，129
精神科訪問看護×性差①：関係構築に向けた不安の解消—女性訪問看護師が男性利用者を訪問する場合．児玉明美，338 (11)，135
精神科訪問看護×性差②：【座談会③】心理的・物理的な距離への支援者側の自覚と「チーム」．渡辺隆仁・大皿川恵司・福嶋慎一・古川航介・齋藤 彰・榊原 健，338 (11)，141
精神科訪問看護×テクノロジー：訪問看護に便利なツール—働きやすさの追求．酒井昌也，338 (11)，146
精神科訪問看護×自己理解：「生きづらさ」は「生きるよろこび」—両者の立場から学ぶこと．米良和彦，338 (11)，152

● **11月号：「薬は苦手」は患者の不安—服薬への不安をケアできる看護師へ**

服薬に対する当事者の本音—看護師に聞いてほしい，向き合ってほしい．青木裕史・倉田真奈美・常本哲郎・佐藤健太郎・江上 幸・川北 誠，339 (12)，4
人と人との関係にもとづいた薬物療法看護を．村本好孝，339 (12)，9
副作用を見逃さないためのコミュニケーション．佐々木晶子，339 (12)，14
薬物療法における副作用の早期発見ポイント．平松大樹，339 (12)，18
【座談会】生活の観察で得る情報，判断する知識—医師の視点から知る，看護師ができること．佐伯隆史・福島 端・深田徳之・橋元順一，339 (12)，23

● **12月号：カンフォータブル・ケアを根づかせる方法**

コロナの時代のカンフォータブル・ケア．南 敦司，340 (13)，4
CCをわかりやすくみんなに伝えるためには—函館博栄会函館渡辺病院の場合．荒川寛人・土屋佑太・芥川三月，340 (13)，9
カンフォータブル・ケアの現在地点．棟方千秋，340 (13)，14
ホスピスのこころをすべての患者さんに．工藤昭子，340 (13)，18
CCについて，マネジメントサイドの心得．岡本由紀子・相原友直，340 (13)，22
新しいケアを組織に実装するための方策．小宮浩美，340 (13)，26

## 研究報告

児童思春期外来の看護実践—1か月間の外来予約，受診患者，看護記録の観察から．矢野美也・市来千絵・西池絵衣子，330 (3)，49
精神科訪問看護における動機づけ面接—統合失調症の成人男性へのコンサルテーション事例をとおして．和田剛宗・野口由美子・滝 知代・阿部由季子，333 (6)，24
スティグマからの克服をめざした重層的グループプログラム—当事者と家族と支援者が集う地域精神保健プログラムのパイロットスタディ．小松容子，334 (7)，49
非言語的コミュニケーションスキルの分析—精神科看護師の「傾聴」看護に焦点をあてて．杉谷茉月・清水暢子，336 (9)，60

## 特別記事

トラウマ・インフォームドケア④—トラウマ・インフォームドケアと看護ケア．川野雅資，328 (1)，62
トラウマ・インフォームドケア⑤—動機づけ面接とのつながり．川野雅資，329 (2)，65
トラウマ・インフォームドケア⑥—精神科看護師が被るトラウマ（前半）．川野雅資，330 (3)，30
トラウマ・インフォームドケア⑦—精神科看護師が被るトラウマ（後半）．川野雅資，331 (4)，38
トラウマ・インフォームドケア（最終回）—患者理解とトラウマ・インフォームドケア．川野雅資，332 (5)，58
神奈川県立精神医療センターにおけるBCPの活用状況—新型コロナウイルス感染症の脅威のなかで．石田正人，333 (6)，54
リスク認知にもとづく訪問看護スタッフの不安へのマネジメント—新型コロナウイルス感染症への対処を考える．田邉友也，336 (9)，33
オンライン勉強会の体験から①．宮本 晶・高橋美穂子，339 (12)，32
オンライン勉強会の体験から②．栗原淳子，340 (13)，50

## 実践レポート

訪問看護でTIC（Trauma - Informed Care）を実践する．宮川香子，328 (1)，66
思いのズレを乗り越える試み—研究発表の過程で患者

さんと論文修正を行って．小野寺めぐみ・石田ふみ江・佐々木清美・伊藤絵理香・芳賀正幸，330 (3)，36
当院におけるフットケア導入に向けての取り組み—専門職の協働とチーム連携．渡慶次 保・平安名盛彦・与儀栄子・粟国輝行・島袋貴史・渡邊美香・與那覇真理・内山美香，332 (5)，32
新型コロナウイルスの影響による精神看護学実習のあり方—シミュレーションを活用した学内実習．鈴木祐子・井上聡子，337 (10)，62

## REPORT

『新型コロナウイルス感染症対応指針』を活用しましょう．早川幸男・金子亜矢子，335 (8)，66

## 連載

**●クローズアップ**

長崎県佐世保市・医療法人愛恵会佐世保愛恵病院．328 (1)，41
神奈川県横浜市・精神障害者高齢対応型グループホームおきな草・福寿草．329 (2)，41
神奈川県横浜市・医療法人誠心会神奈川病院．330 (3)，41
茨城県日立市・医療法人圭愛会日立梅ヶ丘病院．331 (4)，41
愛知県知多市・特定医療法人共和会訪問看護ステーションアイリス．332 (5)，41
北海道札幌市・医療法人社団楽優会札幌なかまの杜クリニック．333 (6)，41
保護室から．334 (7)，41
人とWORK (作品)．335 (8)，41
「私」の部屋．336 (9)，41
触れ合う距離．337 (10)，41
生活のなかの看護．338 (11)，57
愛知県半田市・ぬくもりのさと．339 (12)，41
山梨県笛吹市・訪問看護ステーション和来ふえふき．340 (13)，41

**●写真館**

㉑④山口和巳さん．328 (1)，Ⅱ
㉑⑤山村壽男さん．329 (2)，Ⅱ
㉑⑥中村秀治さん．330 (3)，Ⅱ
㉑⑦百瀬文康さん．331 (4)，Ⅱ
㉑⑧鈴木孝雄さん．332 (5)，Ⅱ
㉑⑨池田 碧さん・真央さん．333 (6)，Ⅱ
㉒⓪池松靖博さん．334 (7)，Ⅱ
㉒①吉田正直さん．335 (8)，Ⅱ
㉒②三谷恵美さん．336 (9)，Ⅱ
㉒③田原 隆さん．337 (10)，Ⅱ
㉒④坂口亜希さん．339 (12)，Ⅱ
㉒⑤滝田義広さん．340 (13)，Ⅱ

**●最期のお別れ・最期からの学び**

①患者さんは私の白髪を見ながら．田代 誠，328 (1)，38
②最期に教えられたこと．石田正人，330 (3)，66
③“その人らしく生きる”を支える．白石美由紀，332 (5)，66
④語れないAさんに新調したパジャマ．田辺有理子，334 (7)，68

**●メンタル・ステータス・イグザミネーション，武藤教志・深田徳之 (コラム)**

㊾セルフケアを支える心的エネルギー．328 (1)，49
㊿品質を高める「観察」の方法．329 (2)，50
51心理的反応ってなんですか？．330 (3)，56
52フレームワーク思考をすでにやっている①．331 (4)，34
53フレームワーク思考をすでにやっている②．332 (5)，49
54心理的反応①．333 (6)，34
55心理的反応②．334 (7)，56
56心理的反応③．335 (8)，54
57心理的反応④．336 (9)，55
58心理的反応⑤．337 (10)，56
59心理的反応⑥．339 (12)，50
60心理的反応⑦．340 (13)，36

**●どん底からのリカバリー—WRAP® を使って。，増川ねてる**

③読者との対話② (WRAPを使う)．328 (1)，56
④読者との対話③ (WRAPをつくる・前編)．329 (2)，37
⑤読者との対話④ (WRAPをつくる・後編)．330 (3)，62
⑥読者との対話⑤ (「呼ばれたい名前」)．331 (4)，49
⑦読者との対話⑥ (「なんで名前を聞くか」)．332 (5)，62
⑧読者との対話⑦ (「リカバリーって？」)．333 (6)，50
⑨「リカバリー」しないといけないの？．334 (7)，62
⑩「リカバリー」しないといけないの？②．335 (8)，50
⑪「リカバリー」でのWRAP®の役割って？．336 (9)，50
⑫自分を「立ち上げる」という感覚．337 (10)，50
⑬薬物療法にも頼るのがいいか？①．339 (12)，56
⑭薬物療法にも頼るのがいいか？②．340 (13)，32

●坂田三允の漂いエッセイ，坂田三允
⑯⑥子宝．328（1），72
⑯⑦人間って……．329（2），72
⑯⑧643万トン．330（3），72
⑯⑨初めての体験第3弾（車イスと杖）．331（4），70
⑰⓪お医者さんさまざま（続はじめての体験第3弾）．332（5），70
⑰①自由って……．333（6），72
⑰②あの日のオルガン．334（7），72
⑰③旅．335（8），72
⑰④生きている言葉．336（9），72
⑰⑤アブとハチ．337（10），72
⑰⑥聴覚障害のじいさまと嗅覚障害のばあさまの生活．339（12），72
⑰⑦譲り合い．340（13），64

●喪失と再生に関する私的ノート，米倉一磨
㊼台風19号，20号の災害レポート②．328（1），74
㊽メディアへの情報発信と看護の役割①．329（2），74
㊾仮設住宅に最後に残ったAさんのこと．330（3），74
㊿地域のお仕事で新人を育てること．331（4），72
⑺⑺復興公営住宅での孤立をどう防ぐか．332（5），72
⑺⑻感染と放射性物質不安から学ぶこと．333（6），74
⑺⑼看護師のゆく先にあるもの①．334（7），74
⑻⓪看護師のゆく先にあるもの②．335（8），74
⑻①はじめの一歩．336（9），74
⑻②ひきこもり支援の極意①．337（10），74
⑻③ひきこもり支援の極意②．339（12），74
⑻④心のケアの支援者に必要な心構え．340（13），66

●看護場面の再構成による臨床指導
㉕当事者からみたリハビリテーション場面での援助関係．柳澤久幸・宮本眞巳，329（2），58
㉖感情活用の多様性―自己一致は援助関係づくりにとって不可欠か．川俣文乃・宮本眞巳，331（4），53
㉗援助職の個性と役割遂行（前半）―どのニーズ充足に向かいやすいか？．松丸直美・松樹八々・宮本眞巳，333（6），58
㉘援助職の個性と役割遂行（後半）―どのニーズ充足に向かいやすいか？．松丸直美・松樹八々・宮本眞巳，335（8），60

●本との話
『人生行ったり来たりがリカバリー！』．藤野恭子，329（2），70

●精神科認定看護師の元気が出る実践
⑩ファシリテーションの楽しさ．田中英治朗・寺西里奈（コラム），328（1），76
⑪行動制限が行われている患者さんの看護記録の基本．佐藤 亮・手塚米子（コラム），329（2），76
⑫【最終回】精神障害にも対応した地域包括ケアシステム構築のために病棟看護師ができること．島津聖子・中村陽平（コラム），330（3），76

●Special Interview
ケアも映画も，小さいことの積み重ね．戸塚純貴，330（3），33

●ANGLE
若者の援助希求能力向上のために支援者ができること―高校・大学における自殺予防対策事業としての出前授業から．埜崎健治，330（3），68
いま押さえておきたいCOPD（慢性閉塞性肺疾患），循環器疾患，糖尿病の看護．佐々木 亮，332（5），23
タクティール®ケアがもたらす安心感と穏やかさを届けるコミュニケーション．田仲和子，333（6），64
暴力・虐待について語り合う―自分たちができることは何か．藤田茂治・宮本満寛・安保寛明・梅原敏行・鍋島光徳・南 香名・松本和彦・村尾眞治・矢山 壮・田中浩二，335（8），32
経験を語り，学び発展させる―ナラティブ（narrative）のすすめ．中山理恵子，337（10），38
ペーロン競漕を通じて見えたモチベーション維持・向上のための環境づくり．池田秀幸，339（12），61
新型コロナウイルス感染症の集団発生を経験して．佐々木和也・横田香織・高松将士・牧野 淳・加藤久美子・山口悦子・三浦伸義．340（13），54

●カンフォータブル・ケア 全国津々浦々
①医療法人仁愛会水海道厚生病院の場合．長尾美咲・飯泉祥生・渡辺利之・中村知子・那須達彦・中山 晋，331（4），60

●学の視点から精神保健（メンタルヘルス）で地域をひらく，安保寛明
①First Step とりあえず一歩を踏み出す．331（4），67
②Second Step 一緒に取り組みたい人とつながりに行く．332（5），68
③Third Step 会えないときのつながり方．333（6），70
④Fourth Step 空間を越えてつながるということ．334（7），70
⑤Fifth Step 精神保健の時代と学のあり方．335（8），70
⑥Sixth Step 精神的充実を権利と考える意味．336（9），70

⑦Seventh Step　地域で社会的孤立を減らすには. 337 (10), 70
⑧Eighth Step　命綱よりハンモック. 339 (12), 70
⑨Ninth Step　幸福感を左右するものごと. 340 (13), 62

**●精神科認定看護師　実践レポート**

①地域から行動制限最小化を考える―デブリーフィングを通じて医療をつなぐ. 鎗内希美子, 331 (4), 74
②精神科薬物療法看護の知識を活用した実践―病棟管理者の立場になってからの気づき. 岩渕いずみ, 332 (5), 74
③身体症状に潜む生きにくさをケアする. 松永深雪, 333 (6), 76
④うつ病看護の専門性を活かした活動―日々, ブラッシュアップ. 後藤悌嘉・鈴木 光（コラム）・吉田麻美（コラム）, 334 (7), 76
⑤患者とともに考える―ふと気づいた場面を大切にした対話. 杉本雅之・髙橋架代（コラム）, 335 (8), 76
⑥いま行っているケアは本当にケアですか？―隔離室での観察からケアを考える. 大塚政志, 336 (9), 76
⑦措置入院患者受け入れの対応マニュアル―新型コロナウイルス感染症対策の一環として. 西森春江, 337 (10), 76
⑧コロナ禍におけるメンタルヘルス支援―ラインケアと組織全体へ向けた活動. 新田マリア, 339 (12), 76
⑨COVID-19メンタルヘルス対策チームと現場をつなぐ. 梅崎真功・平松大樹（コラム）, 340 (13), 68

**● CVPPP（包括的暴力防止プログラム）～ダイジェストマニュアル～, 下里誠二**

①これまでのCVPPPから新しいCVPPPへ CVPPPがめざすもの. 332 (5), 30
②Person-CenteredなCVPPPのために 看護者自身の不安や恐怖と向き合うこと. 333 (6), 32
③CVPPPの理念と組織での活用. 334 (7), 66
④CVPPP実践マニュアル 実践の概要. 335 (8), 68
⑤CVPPP実践マニュアル リスクアセスメント編. 336 (9), 68
⑥CVPPPの実践マニュアル ディエスカレーション. 337 (10), 68
⑦CVPPPの実践マニュアル ブレイクアウェイとチームテクニクス. 339 (12), 68
⑧CVPPPの実践マニュアル ブレイクアウェイとチームテクニクス②. 340 (13), 30

精神科看護
THE JAPANESE JOURNAL OF PSYCHIATRIC NURSING

NEXT ISSUE
# 次号予告
2020年12月19日発売

2021 1
特集
## 不安とのつきあい

自分でできる，こころのもち方の工夫
- マインドフルネス
- アンガーコントロールテクニック
- WRAP® (Wellness Recovery Action Plan)

こころ整う，私の，チームの，ルーティン
組織（チーム）で行う，スタッフの抱える不安への対処・実践

EDITING POST SCRIPT

◆変化には不安が伴うものです。いままでのやり方，自分のやり方に固執してしまうことは私自身も身に覚えがあります。古来「諸行無常」という言葉もありますが，変化しないことよりも，変化することのほうが本質的と考えれば，むしろなんのため，変化に抗おうとしているのでしょうか。きっと私という存在に不安感をもっているからこそ，固定した何かを得て，1本のたしかな軸をすえようとしているのではないかと考えるなどしました。そんなことを考えながら，私は帰り道のスーパーでいつもと変わらず同じ牛乳を買って帰るのでした。（C）

◆今月号では，新型コロナウイルス感染症の集団発生を経験した病院の，その収束までの奮闘を寄稿していただきました。少なくとも都市部では陽性者数の高止まりが続き，第三波などという不穏な言葉がきかれる現状で，災禍から得た学びはほかの精神科病院・施設にとっての感染症対策にとって有益なものと考えます。また，そのような緊張状態にある空間での看護は，患者さんへの不安の"感染"という意味において，いっそう慎重にならざると得ないでしょう。コロナの時代にあってのケアの変質については，引き続き情報発信していきたいと思います。（S）

STAFF

◆編集委員会(五十音順)
金子亜矢子(一般社団法人日本精神科看護協会)
小宮浩美(千葉県立保健医療大学健康科学部)
佐藤恵美子(一般財団法人聖マリアンナ会東横惠愛病院)
早川幸男(一般社団法人日本精神科看護協会)
中村博文(茨城県立医療大学保健医療学部)
◆協力　一般社団法人日本精神科看護協会
◆EDITOR
霜田　薫／千葉頌子
◆DESIGNER　田中律子／浅井 健
◆ILLUSTRATOR　BIKKE
◆発行所
(株) 精神看護出版
〒140-0001　東京都品川区北品川1-13-10
ストークビル北品川5F
TEL.03-5715-3545／FAX.03-5715-3546
http://www.seishinkango.co.jp/
E-mail　info@seishinkango.co.jp
◆印刷　山浦印刷株式会社


2020年12月号　vol.47　No.13　通巻340号
2020年11月20日発行
定価(1,000円+税)
ISBN978-4-86294-243-2

精神科看護

# みなさんからの研究論文や実践レポートを募集しています

## ●精神科看護に関する研究，報告，資料，総説などを募集します！

### ＊原稿の採否

(1) 投稿原稿の採否および種類は査読を経て査読委員会が決定する。

(2) 投稿原稿は原則として返却しない。

### ＊原稿執筆の要領

(1) 投稿原稿に表紙をつけ，題名，執筆者の氏名，所属機関，住所，電話番号などを明記すること。

(2) 原稿はA4判の用紙に，横書きで執筆する。字数は図表を含め8,000字以内とする。

(3) 原稿は新かな，算用数字を用いる。

(4) 図，表，および写真は図1，表1などの番号とタイトルをつけ，できる限り簡略化する。

(5) 文献掲載の様式

①文献のうち引用文献は本文の引用箇所の肩に，1)，2)，3) などと番号で示し，本文原稿の最後に一括して引用番号順に掲載する。

②記載方法は下記の例示のごとくとする。

ⅰ) 雑誌の場合　著者名：表題名，雑誌名，巻（号），ページ，発行西暦年次.

ⅱ) 単行本の場合　編著者名：書名（版），ページ，発行所，発行西暦年次.

ⅲ) 翻訳本の場合　原著者名（訳者名）：書名，ページ，発行所，発行西暦年次.

(6) 引用転載について

ほかの文献より図表を引用する場合は，あらかじめ著作者の了解を得ること。
またその際，出典を図表に明記する。

## ●実践レポートや報告もどんどんお寄せください！

職場での実践報告や看護の工夫などをお寄せください。テーマは問いません。研究目的，方法，結果，考察など研究論文の書式にとらわれなくても結構です。ただし，実践の看護のなかでの報告・工夫に限ります。8,000字以内でまとめてください（図表・写真含む）。原稿の採否については編集委員会で検討します。

## ●読者のみなさんとともにつくる雑誌をめざしています！

「クローズアップの取材に来てほしい！」「こんな特集をしてほしい」「この記事は面白かった，役に立った」など，思い立ったことやご意見などもお気軽にお寄せください。お待ちしております。原稿のデータはメールで下記の送付先までお送りください。

送付先・お問い合わせ
(株) 精神看護出版編集部
〒140-0001　東京都品川区北品川1-13-10　ストークビル北品川5F
TEL. 03-5715-3545　FAX. 03-5715-3546　E-MAIL. ed@seishinkango.co.jp

特定非営利活動法人リカバリーサポートセンターACTIPS
## 訪問看護ステーションACT-J

担当：斉藤　☎047-712-5635　〒272-0824 千葉県市川市菅野5-11-16

# 私たちと一緒に生きづらさに寄り添った支援をしませんか？経験の浅い方大歓迎！　お気軽にお問い合わせください

### 訪問看護ステーションACT-Jで働くとこんないいことがあります

❶実践のなかでチームアプローチの醍醐味を実感できます！
❷さまざまな研修に参加することができます！
❸多様なリソースを擁する市川市で，利用者さんをとおし他機関との連携を学び実践することができます！

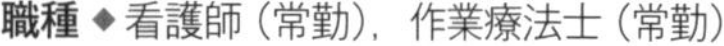

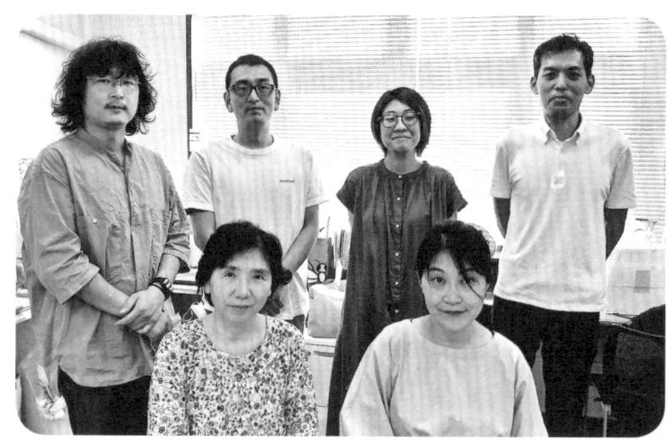

**職種**◆看護師（常勤），作業療法士（常勤）
**資格**◆看護師免許，または作業療法士免許。要普通自動車運転免許（車で訪問します）
**応募**◆電話もしくは，メールでご連絡ください。
**給与**◆法人規定による
例）新卒の場合，基本給218,000円
**昇給**◆定期昇給あり
**賞与**◆3.0～4.0か月（年2回）
**手当**◆各種手当，交通費支給（規定あり）
**休日**◆週休2日，基本的には土日祝日
※利用者さんの状態によっては土日祝日の出勤の可能性があります（応相談）。
**休暇**◆年次休暇，育児休暇，介護休暇あり
**勤務地**◆千葉県市川市内と松戸市南部
**選考方法**◆書類選考，一次面接，二次面接，訪問見学など
**福利厚生**◆各種社会保険完備
**勤務時間**◆8：30～17：15
**業務内容**◆精神科訪問看護業務全般
**オンコール**◆看護師のみ。希望により「なし」にもできます。

「訪問看護ステーションACT-J」は精神科専門の訪問看護ステーションです。
国立精神神経医療研究センター・精神保健研究所の研究事業を経て，日本ではじめて日本版包括的地域生活支援プログラム，ACTを開始しました。『リカバリー』『ストレングス』『アウトリーチ』にこだわりをもち続け，いまもなおACTの理念は受け継がれています。

**職員数**◆16名（2020年10月現在）　**代表者**◆理事長　佐藤茂樹　**事業内容**◆訪問看護（訪問看護ステーションACT-J），相談支援事業（相談支援センターACTIPS），第一号職場適応援助者（ジョブコーチ）助成事業　**メールアドレス**◆actips@actips.jp　**ホームページ**◆https://actips.jp/

## 求人広告募集中！

❖**お申込方法**
お電話（03-5715-3545）にてお申込ください。
＊掲載号によってはご希望のサイズにそえない場合がございます。

❖**広告申込締め切り**
発行日の50日前（前々月末日）必着

❖**広告原稿締め切り**
発行日の30日前（前月20日）必着

❖**入稿に関して**
広告原稿はCD-ROMなどを下記の送付先に送付いただくか，メールで送信して下さい。

❖**ご請求に関して**
雑誌刊行後，広告掲載誌とともに請求書を送付いたします。

**求人広告料金**［掲載場所：表3対向ページ（最終ページ）／色数：1色］

| サイズ | 囲み枠（天地mm×左右mm） | 本文スペース（天地mm×左右mm） | 広告料（税別） |
|---|---|---|---|
| 1頁 | 237×151 | 227×149.5 | 60,000円 |
| 2/3頁 | 155×151 | 145×149.5 | 50,000円 |
| 1/3頁 | 74×151 | 64×149.5 | 20,000円 |
| 1/6頁 | 74×74 | 58×72 | 15,000円 |

送付先　（株）精神看護出版　◦〒140-0001　東京都品川区北品川1-13-10　ストークビル北品川5F
◦TEL.03-5715-3545　◦FAX.03-5715-3546　◦E-MAIL.info@seishinkango.co.jp

# 「精神科看護」定期購読申し込み用払込取扱票

平素はご愛読いただき，誠にありがとうございます。本票にて定期購読のお申し込みを承ります。書店にて定期購読をお申し込みされる場合は，この払込取扱票は使用しないようにお願いいたします。なお，下記の定期購読料には送料，消費税が含まれております。

**◆2021年12月31日まで，下記の購読料となります。**

【お問い合わせ】精神看護出版 営業企画部　TEL：03-5715-3545　e-MAIL：info@seishinkango.co.jp

※ご記入いただいたお客様の個人情報は，ご注文商品の送付や小社のサービス提供，改善の目的以外に使用することはございません。

## 払込取扱票

02 東京　　通常払込料金加入者負担

| 口座番号 | 0 0 1 5 0 - 6 - 1 6 2 9 0 8 |
| --- | --- |
| 金額 | 千 百 十 万 千 百 十 円 |
| 加入者名 | 株式会社 精神看護出版 |
| 料金 | |
| 特殊取扱 | |

※

「精神科看護」定期購読申し込み（12ヵ月分・税込）

＿＿年＿＿月号　通巻＿＿号より　□増刊号あり 15,400円　□増刊号なし 13,200円　申込みます。

◎2021年増刊号
タイトル：「精神科訪問看護 Part2（仮）」

㊟ □内に✓をつけてください。
㊟ この払込取扱票は、定期購読専用です。
＊2021年12月31日まで有効

□自宅　□勤務先　〒　－　TEL

払込人住所氏名
ご住所
ご施設名
お名前

受付局日附印

各票の※印欄は、払込人において記載してください。

裏面の注意事項をお読み下さい。（郵政事業庁）（私製承認東第39998号）

これより下部には何も記入しないでください。

切り取らないで郵便局にお出しください。

## 払込金受領証

| 口座番号 | 0 0 1 5 0 - 6 - 1 6 2 9 0 8（通常払込料金加入者負担） |
| --- | --- |
| 加入者名 | 株式会社 精神看護出版 |
| 金額 | 千 百 十 万 千 百 十 円 |
| 払込人住所氏名 | |
| 料金 | |
| 特殊取扱 | |

受付局日附印

記載事項を訂正した場合は、その箇所に訂正印を押してくださいこの受領証は、郵便局で機械処理をした場合は郵便振替の払込みの証拠となるものですから大切に保存してください。

（ご注意）
この払込書は、機械で処理しますので、本票を汚したり、折り曲げたりしないでください。

・この払込書をお預けになるときは、引替えに預り証を必ずお受け取りください。

・ご不明な点がございましたらフリーダイヤル（0120－108420）へお問い合わせください。

（郵政事業庁）

この払込取扱票の裏面には、何も記載しないでください。